‖北京针灸名家丛书‖

岐黄国手

叶心清

编 著 王凡 季杰
主 审 韩碧英

全国百佳图书出版单位
中国中医药出版社
·北京·

图书在版编目（CIP）数据

岐黄国手叶心清 / 王凡，季杰编著 . —北京：
中国中医药出版社，2023.6
（北京针灸名家丛书）
ISBN 978-7-5132-8187-4

Ⅰ . ①岐… Ⅱ . ①王… ②季… Ⅲ . ①针灸疗法—临
床应用—经验—中国—现代 Ⅳ . ① R246

中国国家版本馆 CIP 数据核字（2023）第 103789 号

中国中医药出版社出版

北京经济技术开发区科创十三街 31 号院二区 8 号楼
邮政编码　100176
传真　010-64405721
保定市西城胶印有限公司印刷
各地新华书店经销

开本 880×1230　1/32　印张 4.75　彩插 0.25　字数 122 千字
2023 年 6 月第 1 版　2023 年 6 月第 1 次印刷
书号　ISBN 978 - 7 - 5132 - 8187 - 4

定价　39.00 元
网址　www.cptcm.com

服 务 热 线　010-64405510
购 书 热 线　010-89535836
维 权 打 假　010-64405753

微信服务号　zgzyycbs
微商城网址　https://kdt.im/LIdUGr
官 方 微 博　http://e.weibo.com/cptcm
天猫旗舰店网址　https://zgzyycbs.tmall.com

如有印装质量问题请与本社出版部联系（010-64405510）
版权专有　侵权必究

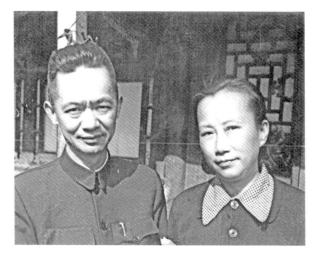

叶心清与夫人杨真如

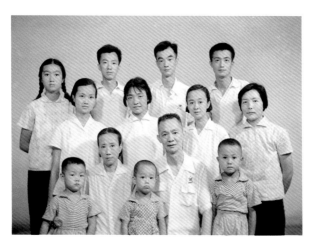

叶心清一家合影（1965）

二排左起：杨真如，叶心清；三排左起：叶成瑾（次女）、韩碧英（叶成鹄夫人）、叶成渝（长女）、彭登慧（叶成亮夫人）；四排左起：叶成源（三女）、叶成鹄（次子）、叶成亮（长子）、叶成焕（三子）

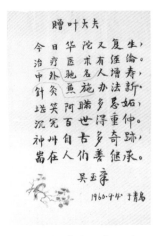

吴玉章赠叶心清题诗

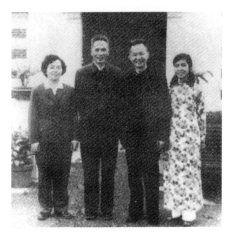

1962 年与越南前总理范文同
在总理府合影

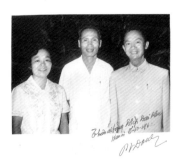

与越南总理范文同合影

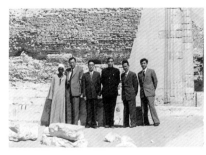

1958 年在也门医疗工作队（右二）

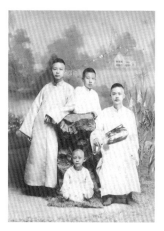

少年时的叶心清（右）
与胞弟叶德明（左）

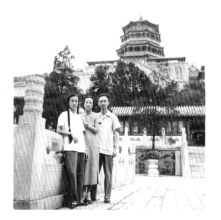

叶心清、杨真如夫妇与
大女儿叶成瑜

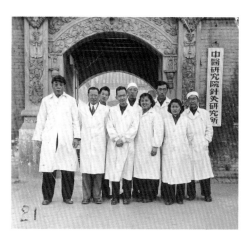

与针灸研究所同事

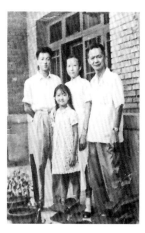

与夫人杨真如、次子叶成鹄、
小女儿叶成源

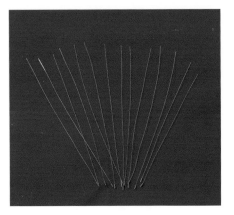

叶心清使用的金针

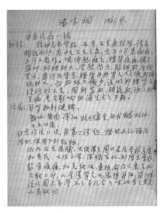

临床辨证治疗手稿

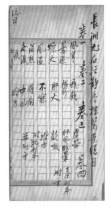

抄尤在泾《静香
楼医案》手稿

《针灸手法和经验介绍》手稿

前　言

　　针灸疗法作为中医学中重要的组成部分，有着数千年的历史，其理论与技术的形成和发展离不开一代又一代的针灸人。黄帝与岐伯等的君臣问对，成就了以《灵枢经》为代表的针灸理论体系；扁鹊著《难经》，阐发针灸经旨，丰富了针灸理论；皇甫谧删浮除复，论精聚义，撰成《针灸甲乙经》，使针灸疗法自成体系；其后历朝历代，贤人辈出，涪翁、郭玉、葛洪、杨上善、孙思邈、窦默、徐凤、杨继洲、高武、李学川，直至民国的承淡安、黄石屏等，如璀璨群星，闪耀在针灸历史的天空。正是这些精英的薪火传承，才成就了针灸的繁盛大业。

　　北京有着800年的建都史，特殊的历史地位和厚重的文化积淀，造就了众多针灸名家，如王乐亭、胡荫培、牛泽华、高凤桐、叶心清、杨甲三、程莘农、贺普仁……这些德高望重的针灸前辈，成为北京近现代针灸学术的代表人物，他们的学术思想和精湛技艺推动了北京地区针灸学术的发展，在北京地区针灸史上留下了浓墨重彩的一笔。他们的道德情操、学术思想和临床技艺是针灸界的宝贵财富，应当深入挖掘、整理并发扬光大。

　　北京针灸名家学术经验继承工作委员会是在北京针灸学会领导下的一个学术研究组织，主要任务就是发掘和整理北京地区针灸名家的学术思想和临床技艺，凡在北京地区针灸界有一定影响力、德高望重、有独特学术思想和临床技艺的针灸专家，都是我们工作的对象。我们本着客观、求实、慎重、细致的原则，力求全面展示针灸名家的风采，展示他们的学术价值和影响力，为推动北京地区针灸学术的发展，为针灸疗法促进人民健康，提高生活质量作出自己的贡献。

这套丛书对于我们来说是工作成果的体现，对广大读者来说是走进针灸名家，向他们学习的有力工具。通过它，可以了解这些针灸名家的追求与情怀，可以感受他们的喜怒哀乐，可以分享他们的临床所得，使自己得到受用无穷的精神食粮。这就是我们编辑这套丛书的目的。

北京针灸名家学术经验继承工作委员会
《北京针灸名家丛书》编委会
2017 年 8 月

2

序

　　叶心清先生是老一辈医学大家，我们早就知道他的大名，因为他是为国家领导人服务的"御医"，也是第一位走出国门为外国元首治病的"国医"。

　　他的行医经历可以分为两部分。以1956年为界，从1933年独立悬壶到1955年12月的22年为一阶段，此阶段他在家乡行医，因医术精湛而名震巴蜀。从1956年到1969年的13年为一阶段，他此阶段在北京为中央首长和首都百姓服务，也多次出国为外国领导人治病，成为享誉华夏、名扬海外的岐黄国手。因此，他既是川蜀名医，也是北京名医。

　　从叶先生的学术思想和临床诊疗体系来看，他师承武汉魏庭兰先生，魏先生本人是位亦药亦针的医学大家，叶先生自然也是针药皆精。所以，叶先生既是方药大师，也是针灸大师，称其为"北京针灸名家"实至名归。

　　综观诸多中医名家，不仅擅长以药治病，而且善针灸。这似乎是中医大家的共同点，其实也是治病的需要，所以，针药并用应该是中医师的"标配"。而叶心清先生就是将二者都发挥到极致的临床大家。

　　为了更好地介绍叶心清先生的学术思想和针灸经验，我们查找了相关资料，如叶心清、沈绍功著的《叶心清》(中国百年百名中医临床家丛书)，江花主编的《叶心清》(川派中医药名家系列丛书），以及杂志中相关的文献，将其中有关针灸的内容加以归纳整理，编撰成册，于是就有了本书的问世。

编撰的过程也是学习的过程，在这个过程中，我们领略了叶心清先生的道德风采和家国情怀，同时为他深厚的理论功底和精湛医术所折服，这对于我们思想的升华和事业的发展大有裨益。本书也是向以叶心清先生为代表的老一辈中医人的致敬。

由于水平有限，编撰整理中难免有疏漏之处，请读者在阅读过程中提出宝贵意见，以便今后修订完善。

编　者
2023 年 3 月

目录

第一章
医家小传

　　叶心清先生生于1908年1月16日，逝于1969年9月12日，享年61岁，经历了清末、民国和中华人民共和国初期。他少年从师学医，刻苦钻研；青年悬壶济世，名震巴蜀；中年进京，服务各界。他医德高尚，医术精湛，名闻国内，扬威海外，为老一辈中医的代表人物。

一、拜师魏氏，步入杏林

叶心清，四川大邑人，名枝富，字心清，1908 年 1 月 16 日出生于四川省大邑县韩场镇。关于他学习中医的经历，综合公开发表的文献记载大致如下：13 岁时随祖母移居武汉，当时他的叔父在武汉电报局当局长，他们就住在叔父家。后来因祖母重病卧床，遂请汉口名医魏庭兰先生诊治，魏先生针药并施，叶心清随侍照料，不久祖母病愈，他也对中医产生了浓厚的兴趣，从此拜魏庭兰为师，踏入医门。但叶心清 20 世纪 60 年代曾有未完成之书稿《医学临床实践漫录》，其中的自序另有说法："余少年患头晕失眠，久治无效，辗转求治于汉口魏庭兰先生，针药并进，短期而愈，乃以医为业。迄今已三十余寒暑矣。"根据叶氏所说，他本人患病后求治于魏庭兰先生，从而对中医产生浓厚兴趣，遂拜魏先生为师当是更为直接的原因。

魏庭兰是湖南人，本业医，以方脉为主（图 1-1）。30 余岁时，其妹病，久治不愈，后闻"金针"黄石屏医名，于是携妹前往求治，经黄氏针刺后痊愈，遂拜黄为师，成为黄石屏的亲传弟子。黄石屏为清末民初的金针大师，其所学金针术为清代泰山僧人圆觉所创。当时泰山县官因秉公处理当地恶棍强占圆觉僧人所在庙宇之争，圆觉僧人深谢其德，遂将武功及金针术传于泰山县官之子黄石屏。石屏术成，悬壶于上海，以气功和金针术闻名于海内外。嗣后又传于魏庭兰。魏庭兰以高尚之德、精湛之术于民国初年悬壶于武汉，叶心清在魏庭兰诊所看到他以精湛的金针术治愈了很多患者，还目睹魏庭兰每天苦练武功以保持金针术的力道，钦佩之心大增，拜其为师的决心更加坚定，于是请求魏先生收其为徒，开始却未得到魏先生的允许，原因是魏先生曾有两名学生，均因不能苦读经书弃学而去。叶心清身体瘦小，生活富

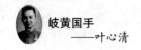

裕，魏先生恐其难以坚持，半途而废，故婉言谢绝。但叶心清决心已定，反复央人向他求情，每天必去他的诊所，仔细观察诊病的程序，又能扶老携幼，帮助病黎，久而久之，魏先生为之动心。于是教他练功之法，以指捻拈泥墙，每日练习半小时。叶心清手指皮肤磨破流血，仍坚持不放弃，魏先生见其有"头悬梁，锥刺股"之精神，方收其为徒弟。叶心清寡言好学，潜心钻研，待师尊如父辈，视患者似亲人，白天随师门诊，夜间苦读医典，特别研习针灸经络理论，终日不倦，深得魏先生器重。（图1-2）于是魏先生耳提面命，倾囊相授，既教其医术，又诲其医德。除教其方脉、气功、武术外，还将金针度人的精髓一并传授给他，使他成为金针术的第三代传人，在他后来行医生涯里又有颇多的发挥和创新，成为杏林中独树一帜的金针高手。后来叶心清又将

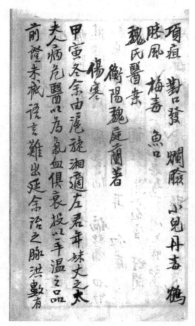

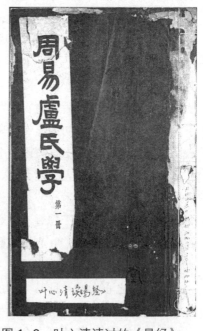

图1-1　魏庭兰手稿　　　图1-2　叶心清读过的《易经》

金针术传于其弟叶德明（1910—2009）（图1-3），德明后任成都市中医医院金针科主任，为成都市首届名老中医，德明终生以自制金针度人，也因此被誉为"叶金针"。

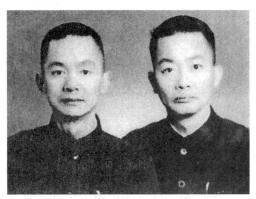

图1-3　叶心清（左）与胞弟叶德明

跟师学习历时十二载，叶心清学业大进，医术日精，魏先生为考察其独自行医的能力，嘱其回家乡行医。临行时，魏先生将多年治病经验集成册，送给他作为临床指南。魏庭兰共收弟子三人。大弟子因治愈北洋军某要人的中风之疾，被授淮海盐运使显官而中断医术。二弟子在长沙大火中失踪。独存三弟子叶心清，成为唯一的得意门生。现在翻阅叶心清学习用的医书中还可见魏先生阅点的笔迹。

二、行医济世，名震巴蜀

1933年，叶心清告别魏庭兰先生，返回重庆，与唐阳春、张乐天、龚志贤诸同仁开设"国粹医馆"，集中医内、妇、针灸、骨科之长，普济众生，除门诊治疗外，还开设少量病床，收治住院患者并招收学员，当时在四川中医界颇具影响。1936年叶心清

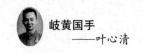
移居成都，在包家巷 54 号开设诊所，诊所分别设有男客堂和女客堂，实行男女分诊。

彼时叶心清年仅 30 余岁，重医术更重医德，十分关心体贴生活贫困的民众，对他们不仅免费诊治，还同小南街的"光华堂"药店商定，凡贫困患者凭其处方免费抓药，药费定期由他结算。记得当时有位汪姓老太，靠儿子拉人力车为生，生活十分困难，因患重病无钱医治，求助于他，他自始至终给予免费诊治，免费抓药，汪老太没花一分钱而大病痊愈，为此感动得痛哭流涕，逢人便称道叶心清的再生之恩。

由于叶心清德高术精，名震蜀中，当时国民党的要员，如于右任、胡宗南、刘文辉、蒋鼎文、宋希濂、宋哲元、吴允周等都曾邀他诊治，而且疗效卓著。他年纪虽轻，却已成为蜀中名医。

1949 年底成都解放，叶心清目睹国家日新月异的变化，由衷拥护与热爱中国共产党，决心凭借自己的医术兢兢业业地为人民、为国家工作。他摒弃门户之见，主张一切从患者出发，中西医相互取长补短，发挥各自的优势。

1950 年叶心清又回到重庆，在重庆市新生市场 26 号开设诊所。因其疗效独特，思想进步，1954 年当选为重庆市第一届人民代表大会代表，并荣任重庆市中医学会委员、中西医学术交流委员会委员。在重庆开诊所时，有一位流浪在外，无家可归的残疾人，姓王，个子很小，叶心清怜悯其生活艰辛，将其留在家中，帮着做些家务，同时负责接送叶成瑜（叶心清长女）等四姐弟上学，多年来相处如同一家人。后来叶心清奉调入京工作，临别给他留下一笔钱，老人痛哭流涕，依依不舍。

三、进京服务，医术精湛

1955 年 12 月，为了贯彻党的中医政策，经毛主席批示，中国中医研究院在北京成立，在筹建过程中，卫生部聘请近 30 名全国著名老中医来院任职。年仅 47 岁的叶心清有幸应召进京。当时他在重庆每日门诊近百人次，每月收入逾千元，生活十分优裕。但为了振兴中医事业，他不顾进京后每月工资不足原收入的三分之一而毅然携家北上。

叶心清进京后，在中国中医研究院广安门医院高干外宾治疗室任职。每周一、周三、周五为高干外宾治疗，周二、周四、周六在普通门诊为群众服务。他对待患者一视同仁，绝无高低贵贱之分；对工作认真负责，一丝不苟，遇到疑难病症，更是反复推敲，悉心治疗（图 1-4）。

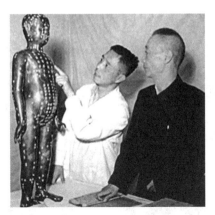

图 1-4　叶心清（右）在指导学生

作为国家领导人保健医的他，曾为刘少奇、朱德、宋庆龄、董必武、邓小平、陈毅、贺龙、罗荣桓、叶剑英、李富春、蔡畅、聂荣臻、谭震林、邓子恢、何香凝、沈钧儒、罗瑞卿、吴玉章、陈赓、谷牧、姬鹏飞等党和国家领导人做过医疗保健工作。1962 年 7 月间叶心清长子叶成亮筹备婚事，完婚在即，不料邓子恢副总理在武汉患病，请他前往诊治，他毫不犹豫地赶赴救治，

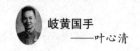

这种认真负责、全心全意的服务精神深得中央首长的称道和信赖。何香凝曾为他亲笔绘画梅花（图1-5），沈钧儒亲书条幅录毛主席《长征》诗相赠（图1-6），吴玉章也为他题诗赞誉："今日华佗又复生，治疗医术有经纶。中外驰名人增寿，针灸兼施办法新。堪笑阿瞒多忌妒，沉冤百世得重伸。神州自古多奇迹，尚在人们善继承。"

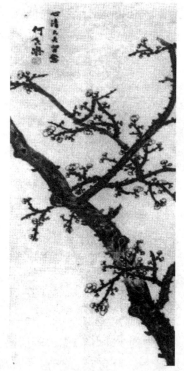

图1-5　何香凝赠送叶心清亲手绘画梅花图

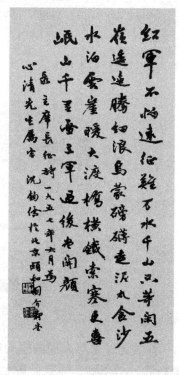

图1-6　沈钧儒赠送叶心清手书毛主席《长征》诗

　　叶心清医术高超，尤其治疗疑难危重症有力挽狂澜之举，其时许多大医院经常请他会诊。对待危重患者，他每日亲临观察，积极参加抢救，还经常通过电话询问病情，及时调整处方，使许多患者转危为安。1959年青岛铁路局总工程师牛某患粒细胞性白血病，高热不退，病苦不堪。其家属慕名来京，口述病情，叶心清巧组滋阴清热药方，药到病除，高热立退。牛某深信叶氏医术之精，遂专程来京住入铁路总医院，请其定期会诊，至病情完全缓解。

叶剑英元帅晚年在住院期间，与家人及身边工作人员谈及中西医结合的好处，曾讲过这样一个事例：我国著名的胸外科专家苏鸿熙教授（1915—2018）为一名二尖瓣狭窄患者进行手术，术后患者出现肺炎，高热数日不退，用了当时最先进的抗生素也不见效，竟至昏迷，这让这位我国第一位留美回国的心外科专家束手无策。后来，他们请来了叶心清，开了汤药给患者服用，同时配合针灸，三剂药下去，患者热退，肺部炎症也得到了控制。

由于工作勤奋，成绩突出，1960年叶心清被评为中央卫生部先进工作者，并当选为第四届全国政协委员。

四、医德高尚，善良正直

叶心清不仅医术精湛，而且医德高尚，善良正直。中共中央宣传部副秘书长兼新闻广播处处长徐迈进是他多年的患者，先后得过肝炎、坐骨神经痛、脑震荡、血栓性静脉炎等疾病，都经他精心治疗或和西医配合治疗而痊愈。徐迈进在后来怀念他的文章中说："叶心清大夫不仅是一位良医，并有高尚的医德。凡是病人请他治病，不管什么人，都一视同仁，态度和蔼，细心诊治。治愈许多疑难病证，受到广大群众的交口称颂。"

叶心清的侄子叶成炳在回忆文章中讲述："伯父非常重视朋友，朋友有难，一定鼎力相助。家里一直住着两位特殊的宾客，

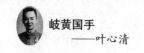
一位叫陈从之，他曾是孙中山先生驻南洋的总代表；另一位是蒙文敦，是原四川大学中文系主任、著名国学大师蒙文通之兄弟。伯父对他们照顾有加，蒙文敦后来皈依佛门，伯父就送他至五台山修炼。还有一位女子隔几个月会来一次，她原是重庆一位银行家的家眷，中华人民共和国成立后，她生活有困难时，伯父就吩咐家里人接济些钱粮。伯父调至北京后，有人冒充是叶心清的学生，伯父偶尔来信交代：凡有人声称是我学生者，你们一律不准去揭穿，不能端掉了人家的饭碗。"叶成炳还回忆道："当时医馆里养有奇石，他十分喜爱。后来有一个患者的小孩抓来石头玩，玩着玩着就装在兜里走了，伯父却不加以斥责和阻止。……逢着患者有小孩跟随，他还会给那小孩糖吃。"从这些小事就可以看出叶心清崇高的人品。

1959年庐山会议后，彭德怀闲居京郊挂甲屯，叶心清仍一如既往地为彭老总治疗，并常到他家做客。他对彭老总耿直的品德、简朴的生活十分推崇，与其相处得非常融洽。

1965年初，57岁的叶心清是第一批响应党的号召，参加农村巡回医疗的全国著名医学家之一，担任中国中医研究院农村医疗队队长，深入京郊顺义县南法信公社。他严于律己，以身作则，坚持和社员同吃同住同劳动，热情为农民兄弟服务，送医送药上门，医治了许多疑难病症。他态度和蔼，细心诊治，艰苦朴素，没有架子，深得农民朋友的敬重和交口称颂，并与他们建立了深厚友情，直至"文革"前，不少农民进城时还常到他家做客。在农村这个广阔的天地里，他工作、生活了将近一年，思想境界产生了飞跃，他说："农民那种建设社会主义的积极性，千方百计为国家多打粮食的精神，鞭策我们更好地为他们服务，更多地向他们学习。"也就在这一年，他向党组织提出了入党申请。这次巡回医疗影响巨大，中央电视台对他进行了专访，并向全国播映。他还在《人民日报》上发表了题为"为贫下中农服务，更好地改造自己"的文章，畅谈知识分子思想改造的体会。在当时的历史背景下，他对首长、对群众、对农民都能一视同仁，深怀情意，实在难能可贵。

五、扬名海外，为国争光

为外国患者诊治疾病也是叶心清的日常工作之一，许多外国患者经他精心治疗而恢复健康，他也因此受到一致赞扬。

1958 年，北京友谊医院收住了一位蒙古国女宾，患有严重的神经性呕吐。她曾在莫斯科治疗，还曾到黑海疗养，结果病情反而加重。住进友谊医院时，患者骨瘦如柴，情绪激动，时哭时笑，大便秘结，食后半小时即吐，每日呕吐量达 600mL，以致因畏惧呕吐而不敢进食，痛苦不堪。西医治疗乏效，遂邀请叶心清会诊。叶心清辨证为脾胃不和，气郁化火，用泄肝和胃、降逆止呕之剂，针药并施。仅 8 天便使呕吐停止，患者心情愉快，饮食渐增，疾病痊愈。回国前，患者亲属及蒙古国大使馆官员特向叶心清隆重致谢。

1960 年，北京解放军总医院收治一位捷克男宾，20 多岁时因工作过度紧张而患失眠，达 40 年之久，每夜只能睡两三个小时，并常伴左面部发作性电灼样剧痛，持续半小时左右。患者面红目赤，全身燥热，长期服用大量镇静安眠药，曾于捷克、法国、苏联数国治疗，均无疗效，此次特来中国求治于中医。叶心清诊其脉象沉弦数，苔淡黄，辨证为肝肾阴虚，虚火上炎，治以滋补肝肾、养血安神，取双侧三阴交、太溪、蠡沟（补法），期门（右侧泻法），平补平泻中脘、神门（双侧），每日金针治疗 1 次，连针 10 次，患者心烦消失，每夜能睡八九个小时，有时整

11

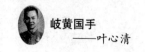
夜不醒。神奇之效，令捷克医生惊叹不已。

当时越南总理范文同、副总理兼国防部长武元甲都患有多种疾病，曾几度来我国治疗，在桂林、昆明、广州等地治疗时，都由叶心清负责制定他们的诊治康复方案。1961～1966年的6年间，叶心清也曾多次冒险到战火纷飞的越南继续为他们治疗，同时还给胡志明、黄文欢、黎笋、黎德寿等领导人治病保健。为此，1962年10月1日国庆之际，胡志明主席赠给他一张亲笔签名的彩色照片。1964年，越南政府为表彰他的功绩，由范文同总理亲自授予他金质"友谊勋章"一枚，并举行了隆重的授勋仪式。

也门地处阿拉伯半岛西南端，濒临红海，扼地中海与印度洋交通要冲，战略地位极其重要。1958年，时年66岁的国王艾哈迈德·本·叶海亚身患严重的风湿病，虽经意大利、美国、苏联等国医生的治疗，但未见效果。其王太子以副首相兼外交大臣身份访华时，向周恩来总理提出了让中国医生为其父王治病的请求，周总理当即应允，并指派叶心清及西医专家邝安堃、陶寿琪组成医疗小组前往也门为艾哈迈德国王治病。

中国医疗小组来到也门首都萨那时，美国政府派遣的一个代表团正在此活动，谋求与也门建交，同时也派了一个医疗组为国王治病，政治形势十分微妙。直到到达后的第三天上午，中国医疗组才得以进入王宫与国王见面。老态龙钟、骨瘦如柴的艾哈迈德国王病得很严重，需侍者搀扶才能站起来。医疗组经过详细认真的检查，最后诊断国王患的是严重的风湿病。国王的意大利御医介绍，美国医疗组治疗无效，苏联的两位教授仅写了一份病历就知难而退。当时西医的最好设备和治疗手段都已用过，御医束手无策。中国医疗组面对重重压力，抛开个人得失，以高度的政治觉悟，团结协作，确立了以针灸开路、中医为主、西医护航的治疗方针。叶心清作为医疗组里唯一的中医责无旁贷地挑起了这份重担。

第一次治疗他只用手法按摩，不吃药，不扎针，这样国王容易接受，如此手法穴位按摩每天要做3次。经过一周的治疗，效果初见，国王感觉到身体轻松，于是对中国医生的态度由满脸阴沉而稍见笑容，按摩时也顺从配合，这无疑增加了医疗组的信心。从第二周起，叶心清计划加大治疗力度，除按摩外要加上他独特的金针术。这一天为国王结束按摩后，他通过翻译告知国王要进行金针治疗，国王听毕点点头。叶心清不禁暗自高兴，因为艾哈迈德国王几度经历生死，疑心较重，即使是服侍他多年的意大利御医，检查用药都不能随心所欲，何况是陌生的中国医生呢？当叶心清拿出三寸金针时，国王脸色铁青，两目怒突，表情恐惧，翻译急忙说道："国王不同意用针，说这会要了他的性命。"叶心清沉着地走上前去，微笑而镇静地来到国王身边，两手捏着金针，一边比划，一边用针在自己身上示范，他讲得诚恳耐心细致，终于说动了国王，慢慢伸出已经变形的手。叶心清托着国王的手，仔细找准穴位，只见他两手配合，熟练而快捷地在合谷穴上为国王扎入了第一针，国王望着插在虎口上的金针咧嘴笑了，原来叶氏金针已在不知不觉中刺入穴位，毫无痛感。王宫里的人都为叶心清的成功而感到高兴，气氛顿时变得平和温馨，松弛多了。可是叶心清仍是全神贯注，一丝不苟。他深知一针的千斤之力马虎不得，在一小时的针灸过程中，国王由恐惧到放松，最后竟酣然入睡了，叶心清也缓缓松了一口气。

经过近一周的按摩与针灸治疗，国王蜷曲的手竟神奇般地可以伸展开了。治疗初见疗效，国王信心大增，积极配合治疗。医疗组又制定了新的治疗方案，开始加服中药。经过3个多月的精心治疗，艾哈迈德国王的全身风湿症霍然而愈，他兴奋地举起盛

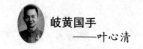
满黑稠中药汤的瓷杯一饮而尽,对着王宫内的满堂宾客,称赞叶心清为"东方神医"。当地报刊以此为题做了专题报道。一时间叶心清神奇的医术名扬海外,国王后宫的妃嫔 50 余众点名请他治病调理,王公大臣及各界名流亦纷纷慕名登门求治,中国医生的美誉深入阿拉伯民族人们的心中。

3 个多月的签约期即将终止,中国医疗组圆满完成医疗任务要起程回国,艾哈迈德国王单独召见叶心清,想用重金请他留下来当御医。但是,人世间的东西不是都能用金钱买到的,一个中国医生的爱国情怀国王应当理解,面对叶心清的婉言谢绝,国王只能长叹认同。临别前他在瑞士订制了一只表面印有国王头像和也门地图的纯金表,并亲手赠给叶心清作为留念,这只金表成了叶心清传播中医、弘扬国术的历史见证。

六、传道授业,提掖后人

叶心清十分关注中医事业,积极培养后继人才,先后收授学生 7 人,分别为陈绍武、陈克彦、徐承秋、张大荣、叶成亮、叶成鹄、沈绍功。

对学生他倾注心血,严格训导,诲人不倦,言传身教。他平常对学生话语不多,认为讲话多了伤津耗气,说话总是言简意赅。他要求学生们熟读《伤寒论》《金匮要略》《黄帝内经》《本草备要》及李东垣的《脾胃论》,常说书不宜读多,但要读深、读透。另外要看期刊,写文章,要求学生有闻必录,他说:"别光听,要记,有闻必录,先不要讲老师对不对,先留下记录"。他虽是名中医,但并不排斥西医,嘱咐学生在学习中医的同时要学习西医的知识,做到中西医结合。在他的谆谆教诲下,他的学生均学有所成(图 1–7)。

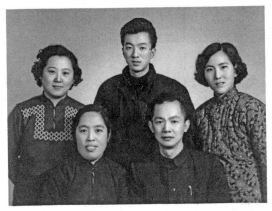

图 1-7　叶心清（前排右一）与学生合影

前排左为阎润茗，后排左为陈克彦、中为叶成鹄、右为南秀荣

　　陈绍武（1938—1999），教授，曾任中国中医研究院（现中国中医科学院）院长兼北京针灸骨伤学院院长、中日友好医院院长、世界针灸学会联合会主席、第九届全国政协委员，1999 年 4 月因心肌梗死病逝。他在跟师学习期间，家庭经济比较困难，叶心清不仅替他解决一部分生活困难，还为他今后的事业考虑，在领导面前推荐他。他在生前回忆说：叶老待人诚恳，奖掖后学，我们曾得其口传心授，耳提面命。继承老师经验，弘扬中医学术，应该是我们的责任。

　　陈克彦（1930—1986），女，主任医师，曾任中国中医研究院针灸研究所针法灸法研究室主任，重视徐疾补泻手法的研究，并成功地将红外线成像技术等现代手段运用于临床研究。她临床擅用头皮针，并将补泻手法用于头皮针，对治疗高血压、癫痫、球麻痹、多发性神经炎、胃溃疡等疾病，有较好的疗效。1986 年 5 月因患癌症病逝。

　　徐承秋（1929—　　），女，研究员，西医出身，1955 年毕业于湘雅医学院医疗系，后来又进修了 3 年中医。她跟叶心清学习

15

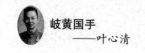

和工作了 10 余年。后任中国中医研究院广安门医院内科主任、国家中医药管理局冠心病急症协作组顾问、中国中西医结合学会心血管病委员会委员、北京中西医结合学会心血管病委员会副主任委员，享受国务院政府特殊津贴。她说叶心清学术朴实，颇有儒雅之风。

张大荣（1930— ），女，主任医师，曾任中国中医研究院广安门医院党委副书记、第五届全国政协委员，享受国务院政府特殊津贴。长期从事中西医结合防治心血管病研究工作。她是 1956 年开始跟随叶心清学习的。她说叶老师平易近人，和蔼可亲，不管是对学生还是对患者都是如此。跟师学习使她受益良多，她说现在的诊疗思路还是受老师的启发。

叶成亮（1935—2016），主任医师，为叶心清长子，曾任中国中医研究院西苑医院针灸科主任、中国针灸学会常务理事、《中国针灸》编委、中国中医研究院专家委员会委员，美国纽约国际针灸学院教授。他酷爱针灸，随父临证。1955 年考入北京医科大学医疗系深造，后于 1962 年在北京中医学院西医离职学习中医班结业，分配在中国中医研究院广安门医院针灸科随父应诊，精通中西医理论，擅长中医针灸治疗神经内科等疾病，尤以针药并用为其特长。

叶成鹄（1936—2021），主任医师，为叶心清次子，中国中医研究院研究生导师。曾任中国中医研究院广安门医院针灸科主任、中国针灸学会针法灸法研究会副理事长、北京市针灸学会理事兼刺灸委员会主任委员，以及澳大利亚布里斯班针灸学院理事兼针灸系主任、美国纽约国际针灸学院教授。叶成鹄临床精于辨证论治，针药并用，取穴少而精，注重手法，继承了父亲叶心清的提插补泻手法，有时亦使用金制针具。叶成鹄对灸疗的研究颇有建树，其改进灸具，开发古灸法，如曾用温针灸、苇管器灸治疗面神经麻痹，用隔核桃壳眼镜灸法治疗视神经萎缩，用骑竹马灸治疗痈疽等。

沈绍功（1939—2017），主任医师，曾任中国中医研究院基础理论研究所副所长、胸痹急症研究室主任、博士研究生导师、中国中医研究院学位委员会委员，国家中医药管理局冠心病急症协作组组长，中国中医药学会急诊医学会副会长、心病专业委员会副主任委员兼秘书长，享受国务院政府特殊津贴。

七、"文革"含冤，病逝狱中

叶心清挚友、著名中医学家任应秋称他"讷于言而敏于行"，这是对他性格的真实写照。叶心清为人耿直，坚持真理，绝不逢迎上司；善于诲人，谆谆诱导，以理服人，绝不以势压人；每遇事端，直陈己见，绝不包庇纵容，姑息私情。他每日起居有常，饮食有节，懂得怡神保养，晨起练功，然后步行约 1km 到医院上班，生活很有规律，故年至花甲，每年体检仍无病变，大家都说叶老一定能够高寿。

然而 1966 年"文革"开始，在那个特殊的年代，他却受到了不公正的待遇。不仅他因莫须有的罪名而锒铛入狱，他的家庭成员亦遭受牵连，几经折磨的一代名医罹患癌症，于 1969 年 9 月 12 日在狱中含冤逝世。

历史是公正的，正义有时会迟到，但绝不会缺席。12 年后的1981 年 11 月，北京八宝山革命公墓大礼堂隆重召开追悼大会，中医界领导、前辈同仁和后学共四百余众到场，沉痛悼念叶心清教授（图 1-8）。这位为中医事业振兴，给患者造福保健，不惜献身的中医名家、中医临床学家，终得昭雪。令人惋惜的是，在那个年代，叶心清的骨灰已无从寻觅，只有盛着他生前用过的金针的骨灰盒被存放在八宝山革命公墓。九泉之下的叶心清想必也会瞑目了吧！

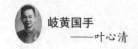

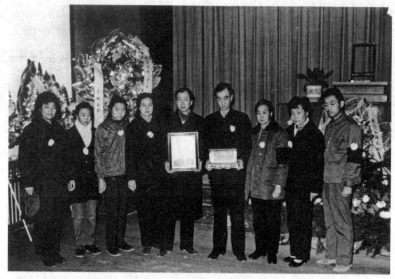

图1-8　叶心清追悼会（1981年11月）

　　左起：韩碧英、叶菁（叶成鹤女）、叶章娟（叶成亮女）叶成瑾、叶成鹤、叶成亮、叶成渝、彭登慧、叶章明（叶成亮子）

第二章
诊 疗 心 得

　　叶心清先生具有深厚的中医理论基础和精湛的临床医术，通过不断学习，深入钻研，勇于实践，集数十年的临证经验，对传统中医理论和中医针药治疗方法有新的感悟与心得。

一、学医者切不可迷信天命、鬼神

叶心清生前撰写过一部书籍《医学实践漫录》，惜未付梓便遭不幸。书中记载了他从医以来的心得感悟与临床经验，第一篇便是"学医者切不可迷信天命、鬼神"。

他在文中写道：学医者切不可迷信天命、鬼神，信天命、鬼神而学医则必流于巫。古代巫医相近，近代则有天壤之别，不能并存。尝见事鬼神而兼医道者，为人治病不效，则曰"此非医之过也，命也"，"人力不可胜天也"，"恐获罪于鬼神，非医药所能挽回也"。似此，凡寿、夭、疾、苦，皆天命、鬼神所能左右，何用学医？有病又何须诊治？如鬼神有灵，天命不可拒，则学医可废。如学医应存，则天命、鬼神不可信。此理不待阐述而自明。

学医者应立志为劳苦大众治病，切不可贪财。若必索诊金，贪药费，有重酬则悉心诊治，无利益则敷衍塞责，甚至坐视贫苦患者而不救，则人失济世活人之本意，有贪财求利之私心。存此私心者，医术必难臻胜境，而人格已堕入下乘。

学医者不可不习古方书，但切不可拘泥。勿论古代医学著作是否全都可靠，是经验之积累或主观之臆断，皆宜辨明；即令是多年心血，秘籍真传，亦有当时当地之局限，习之者更亦辨别，务求符合此时此地之实际。

古代方书之名，为阴阳经络五行。学医者既不可摒历史不顾，凡遇阴阳五行等字句一律是为非科学，亦不可视为神秘莫测，知其然而不知其所以然。

学医者不可不知天候、地理、历史。今江浙之患者服药之分量与川湘悬殊，山地之患者与平原之患者治疗亦有别，且风俗习惯使然？以人之禀赋不同之故。古方分量与今不同，不知历史者

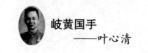

若拘泥不化，必误；川湘之人喜食辛辣与江浙人喜食甜淡、北方人喜吃葱大蒜亦有差别，不明者若千篇一律，亦必误。

学医者不可不知近代自然科学如生物、化学、物理等常识，亦不可不知西医。中医乃古代医学遗产，不可废！若习中医者以近代自然科学为异端邪说，不求甚解，则中医必不可能发展，以致不待人废而自废。然中西医病名相同者如霍乱、伤寒、痢疾等证，实则皆有不同，不可不知。

二、用药针灸都需辨证论治

叶心清自幼习医，刻苦钻研，治学严谨，精通理论，经验丰富，在临证时十分强调"辨证论治"。辨证论治是中医学术的基本特点，是理、法、方、药在临床过程中的具体应用。辨证就是通过四诊八纲，对患者的表现进行综合分析，归类总结，找出病因病机，也就是辨证求因，这要强调"准"字，是取效的前提。论治是确立治疗措施、治则治法，组方遣药，这要强调"活"字，是取效的基础。两者结合，构成中医临证治病的全过程。叶心清认为，这是"中医取得疗效的关键"。他曾举例治泄泻一证。如见腹痛腹泻，肛门下坠，泄物黏冻，苔黄脉弦，系湿热蕴蒸，郁于肠内，虽然腹泻日久，脾胃损伤，也不可妄投补益，仍需清利湿热。如误投健脾散寒之品，常致湿热留连，腹痛加剧，腹泻反增；如见腹泻便溏，完谷不化，面白肢冷，苔白脉弱，此乃火不生土，健运无力之证，应当益火健脾，大胆投以六君子、肾气丸之类，腹泻可止。因此临证不可不辨，这是中医治病的基本功。为医者，务必在临床实践中，苦练此基本功。

叶氏还常言，用药固需辨证论治，针灸不辨证也难以进行刺蓺。只能对症治疗，头痛医头，脚痛医脚，而不知脏腑经络之关系，也不能充分发挥针灸之效应。比如治疗头痛，如果其病位在顶颞部，就要取肝胆经穴为主。因为足厥阴肝经有分支布于前额，与督脉会于颠顶。足少阳胆经起于目外眦，上抵头角，分布于耳前后，故针肝经原募穴太冲、期门，再配风池、太阳、头维以祛风平肝，疏通气机，加率谷养肝活血。这样辨证配穴，远近相引，头痛方止。

三、辨证用药需理法圆通

叶氏认为，辨证用药需依理法，但切忌机械，务必灵活，灵活亦不离理法。他认为：成人与小儿有别，成人中男妇有别，幼儿又与婴乳有别。此人尽知之，或不致有误。若居住地区之不同，习俗之不同，身体禀赋强弱之不同，以及病史和病证之纯、杂、久、暂之不同，皆宜详查，切不可疏忽大意，更忌千篇一律。他强调，望、闻、问、切不可偏废。若"望而知之谓之神，闻而知之谓之圣，问而知之谓之工，切脉而知之谓之巧"，此古人故弄玄虚，不可深信。不同之疾病必见不同之症状，此不易之理。然亦兼有异证同状及同证异状者，皆应从患者各方面之条件细心诊察，始不误事。

诊断疾病如此，用药亦应如是。叶心清强调，用药可以吸取前人经验，但应临证加减，除非必要，宜少用成药以图省事。若泥于古方，不求通变，则人手"验方"一册，或"医学百科全书"一本，按证候而对照病名，因病名而查阅方剂，照方服药，又何用医师？用药亦有"稳准狠"之说。准而狠可以求稳，稳与狠相行不悖。认证确者用药不可顾忌。求稳不能惧狠，必用狠者而惧用，亦不能求稳。辨证不确者必误用药，误用药轻者延误、重则杀人。俗医以为平淡滋补之剂不致杀人，然此见甚偏。殊不

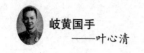
知平淡滋补之剂亦可杀人，唯医者知之，多不致获罪而已。

四、诊察病情宜胆大心细

叶氏认为，临床病情绝非单纯，诊察时必须细心，切勿粗心大意而遗漏细小。如胃痛一证，必问有无泛酸，见泛酸者必有肝旺。其治务必配合抑木之品，否则止痛效果大减。《内经》云："当补则补，当泻则泻，毋逆天时，是谓至治。"（《灵枢·百病始生》）说明高明的医者，一定会细心辨证，确立治则，毫不含糊，但是在病情危急时又要胆大，抓住病机，当机立断，处置果断，大胆投药。如见毒火炽盛，逆传心包而神昏谵语时，必须重用西洋参清热生津而固脱，一般用量均在12g以上，浓煎兑服，不可犹豫。再如，出血一证如见出血量多，但有血块发黑，此乃瘀血所致，其止血应当大胆使用祛瘀生新之品，否则瘀血不去，新血不生，出血难止，还可应用肉桂炭、丹皮炭、丹参炭之类。病情危急时如果胆不大，处置不当，常常贻误时机，治疗上出现差错，造成难以挽回的损失。叶氏说：要达到《内经》所要求的"是谓至治"，必须做到胆大心细，这是医者必备的素质。

五、病证错杂宜抓本质

《经》云："治病必求于本。"叶心清认为，这是临床取效的关键名言，是临床诊治病情的指导思想。他常说：病证错杂者十之八九，单纯者少见，尤其是疑难重症，病证更加错杂，临证不怕错杂，也不可能不见错杂，要害是透过现象看本质，要善于辨别，谨于分析，细于观察。只有抓住本质才能识破表象，才能取得疗效，才能治病救人。这就是《内经》"治病必求于本"的宗旨。比如有一位口腔溃疡患者，咽部充血红肿，反复发作，医者均以火毒论治，投清热解毒泻火之剂，仍经久不愈。叶氏诊之，抓住患者咽痛难以进食、进则痛甚一症，诊其脉细数，察其舌质红少苔，认为肾经循咽，此火非实火，症由虚火上炎所致，而虚火上炎又因肾阴之不足。误投苦寒降火之品，非但不能祛火，反而更耗阴津，虚火更炎。于是改用引火归原法，投六味地黄滋肾补水，稍加肉桂引火下归肾原，并配针刺补双侧足少阴肾经原穴太溪。由于肾水得滋，虚火得降，多年口疮，5剂即愈。可见"治病必求于本"之力度，《经》言可信矣。

六、调肝健脾乃治法之首

《素问·灵兰秘典论》云："肝者，将军之官，谋虑出焉。"又说："脾胃者，仓廪之官，五味出焉。"叶氏常说：人身五脏六腑中，肝、脾尤为重要。肝者主谋虑，影响人的七情六欲，肝又主一身生发之气，是气机功能的重要环节。脾者主五味，影响人的饮食，关系人体的消化吸收。中医的病因学中有三因学说，三因即外因、内因和不内外因。外因是外感六淫，所谓风、寒、暑、湿、燥、火。风者百病之长，肝为风脏，外风之感同肝也有一定关联。内因中以七情喜、怒、忧、思、悲、恐、惊和饮食失节为主。七情同肝则有直接联系。肝主木，脾主土，木与土、肝与脾又密不可分。一者肝气郁结，横逆脾土，致脾失健运；二者脾虚失健，木乘土，促进肝郁。因此，饮食失节同肝也有关系。临床审证求因，决不可忽视肝脾。

由于叶氏认为肝脾失调是诸病之源，故调肝健脾常常作为治疗多种疾病的首选治法，如治妇科经带诸病，多从调肝健脾入手而奏效。盖肝为血海，脾主升清，又为生化之源，妇科经带常有七情之因。肝郁不畅，影响脾主升清和健运消谷，血海失调，生化乏源，经期紊乱，烦而痛经。清气不升，浊阴下注则带下不

25

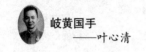

止，秽浊腥臭。调肝即调血止痛，健脾即升清止带，这是叶氏治疗妇科经带病的特殊之处。故他常提醒后辈："调肝健脾乃治法之首。"

七、理虚大法贵在养阴清热

虚证十之八九，此言不过。历代医家疗虚之法各异，其说纷纭，其争不断。虚证首载于《内经》。在病因上，《素问·宣明五气》提出"五劳所伤"；病机上，有《素问·通评虚实论》的"精气夺则虚"、《素问·评热病论》的"邪之所凑，其气必虚"；辨证上，有《灵枢·决气》的"六脱"、《素问·脏气法时论》的"五脏虚"；预后上，有《素问·玉机真脏论》的"五虚死"；治疗上，有《素问·阴阳应象大论》的"形不足者温之以气，精不足者补之以味"和《素问·至真要大论》的"劳者温之""燥者濡之""散者收之""损者益之"。

《难经》提出"五损"论。

《金匮要略》专设"虚劳"篇，以五脏气血阴阳之损为虚劳立论，尤其抓住脾肾之虚，十分切中临床实际。强调甘温扶阳为疗虚大法，主张脾肾双补，补脾重于补肾。

《诸病源候论》设有"虚劳候"，提出"五劳""六极"和"七伤"。

李东垣以脾胃立论，提出"内伤脾胃，百病由生"的论点，主张治虚应重在调补脾胃，倡导"补中益气"法。

朱丹溪则以肝肾立论，提出"阴不足而阳有余"，"治虚大法以滋阴降火为首要"。

戴思恭著《证治要诀》，提倡"治劳之法当以调心补肾为先"。

赵献可发挥命门学说，著《医贯》，主张"补脾不如补肾"，推崇地黄丸的应用。

张景岳认为"阳非有余，阴常不足"，主张治虚应"温补扶阳"，创右归饮，并提出"安五脏即可以治脾胃"。

李士材著《医宗必读》，认为"肾为先天之本，脾为后天之本"，两者皆重，治虚不可偏废，宜从脾肾着手，"救肾者用六味丸""救脾者用补中益气汤"。

汪绮石著治虚专书，名为《理虚元鉴》，阐发虚劳的病因病机、论治大法和预防措施，主张"理虚有三本，肺、脾、肾是也"。

以上为中医疗虚各家的代表性论点。叶氏主张：虚证为杂病之首，其要在肾亏，其理在阴损，其征在虚热，正如经言"阴虚则内热"，理虚大法贵在养阴清热。养阴者必滋肾，知柏地黄最适宜，清热者用银柴胡、地骨皮、青蒿、白薇最对证。叶氏用养阴清热法，不仅针对典型的阴虚内热见症，如日晡潮热、颧红骨蒸、五心烦热、虚烦不寐等，而且哮喘、肝炎、再生障碍性贫血、风湿热、痹证，以致妇科崩漏诸多病种，只要见虚象，也屡投此法而奏效，因此，"养阴清热"成为叶氏理虚的擅长疗法。

八、"胃气为本"贯穿始终

《素问·五脏别论》云："胃者水谷之海，六腑之大源也。"《素问·平人气象论》言："胃气为本。"大凡病重者，只要有胃气则尚能生，而病虽轻，如果无胃气亦能致死。

叶氏认为"气为本"的宗旨，应当贯穿于治疗全程。首先要重视保护胃气。凡是温燥伤胃阴之品，如半夏、厚朴等均应慎用。滋腻碍胃之品，如熟地黄、麦冬等，均应配伍开胃的砂仁、陈皮等。在应用补气养血等品时要强调补而不滞，酌加醒脾和胃的木香、山楂、神曲、麦芽等。清胃火、养胃阴时少用苦寒伤胃的龙胆草、生栀子、苦参之类，可用苦寒健胃的蒲公英、连翘。

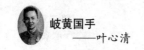

在治疗过程中，如果患者出现纳呆腹胀、苔腻时，应当先祛湿开胃。遇见虚实夹杂，纳呆疲乏者，也应先祛邪，后补虚，也就是先祛湿开胃，再扶正补益。因为中药大多由口服途径吸收，开胃后增强吸收，方能提高疗效。祛湿开胃常用保和丸为主方，重用炒麦芽、炒鸡内金、木香、广陈皮、扁豆衣等。保护胃气之举，针刺必不可缺。足三里、中脘为主穴，针后留30分钟，再点刺右期门或太冲，抑木以和胃。对于痼疾顽症，要善后收功，防病复发。一者可以原方10倍量加开胃之品，如麦芽、鸡内金、蒲公英、木香、陈皮、砂仁等，制成膏剂或丸药，每日坚持服用，一般连用2～3料。二者每日服香砂六君子丸3～6g，或者用保和丸，在午、晚饭前即服3g。这些均能起到保护胃气的作用。另外，病愈后也要注意养身，其中应特别调养好饮食，切忌暴饮暴食，饥饱无常，过食油腻、炸煎之品，以防食复。总之，医者立方遣药，善后收功，指导调养，处处都应想到"胃气为本"，方能事半功倍，正所谓"得胃则昌，失胃则亡"。

九、针药并用方可得心应手

叶氏从医五十载，学验宏富，医术精湛，且熔古今于一炉，决不拘于门户之见。他经常强调：治病之道，如能针药并用，常可得心应手而起沉疴重症。对于组方、汤液要讲辨证论治，体现整体恒动，绝不可抓住一点，不及其余，或者惑于表象，疏其本质。就是针燕疗疾也必须辨识病变之所在、病因之所重、病机之所系，当分在经、在络，在脏、在腑之别，循经取穴，精心配穴。针穴不在多而贵在精，手法不在重而贵在巧。配穴上要遵循"善用针者，从阴引阳，从阳引阴。以右治左，以左治右"（《素问·阴阳应象大论》）。手法上要遵循"盛则泻之，虚则补之，不盛不虚，以经取之"（《素问·厥论》）。

叶氏治疗神经衰弱、眩晕耳鸣、头痛失眠、胃肠疾病、风湿痹证、正虚痿证、麻木抽搐、癥瘕痛经和善后收功，都是针药并举，各臻其妙，互相配合而收卓效。针药并用是叶氏疗疾的一大特色。

十、特殊用药，收效卓著

叶氏认为，组方奏效必须遵循中医药理论，理法方药明确，辨证立法得当是基础。在配伍中如能应用一些特殊少用之品，常可出奇制胜，明显提高疗效，不可轻视。以下为我们归纳的叶氏常投的特殊用药。

蒲公英：味甘、苦，性寒，入肝、胃经，为清热解毒、消痈散结之品。叶氏用其清热之性作寒性反佐，或辅助养阴清热之品，或和胃消溃疡，或用其利尿泄湿而清肝胆膀胱湿热。

白薇：味苦、咸，性寒，入肺、肝、胃经，为益阴清热、利尿通淋、解毒疗疮之品。叶氏用白薇于两处：一是用其清热益阴之力，善退虚热，配入银柴胡、青蒿之中退阴虚内热；二是用其入肺泄热之功，配入贝母、知母之中疗肺热喘咳。

射干：味苦、辛，性寒，入肺、肝经，为清热解毒、祛痰利咽、消瘀散结之品。叶氏用其降火利水、入肝之性，配伍于龙胆草、生栀子中，清利肝胆湿热。

蛇床子：味苦，性温，入脾、肾经，为温肾壮阳、燥湿杀虫、祛风止痒之品。多数医者只知其燥湿杀虫止痒之功，而用于湿疹、肤痒、带下诸症。叶氏用其两个作用：一是温肾壮阳，加入滋肾药中，"阳中求阴"，增强滋阴之力；二是温肾祛风，加入补肝肾、祛风湿药中，治疗风湿痹痛。

阿胶珠：味甘，性平，入肝、肺、肾经，为补血滋阴、清肺润燥、止咳化痰之品。叶氏在养阴清热法中，经常加入阿胶珠，

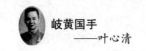

并非用其清肺化痰之力，而是取其滋肾阴而润肺燥之功，助君药养阴而清其虚热。

老鹳草：味苦，性平，入肝、大肠经，为祛风通络、活血舒筋、清热利湿之品，临床医师常常疏忽其用。叶氏认为老鹳草祛风利湿又通络舒筋，最适宜于风湿痹痛、麻木腰酸诸症。

橘络：味甘、苦，性平，入肝、肺、脾经，为通络理气化痰之品。叶氏不用其化痰之力，而取其入肝理气通络之性，配伍于疏肝调肝药中，解肝郁，理经络，和胃气。

三七粉：味甘、微苦，性温，入肝、胃、心、肺、大肠经，为散瘀止血、消肿定痛之品。叶氏以粉剂冲服，调和气血营卫：配在补气养血药中，起和血调气作用，既助气血之生，又能补而不滞；配在活血化瘀药中，起散瘀而不伤正的作用；配在凉血止血药中，起止血而不致瘀的作用；配在养阴清热药中，起调和营卫而退虚热的作用。

鸦胆子：味苦，性寒，入大肠、肝经，为清热解毒并治热毒血痢、休息痢之品。叶氏治疗慢性肠炎久泻之时，常用鸦胆子30粒吞服，用其清肠胃积滞之功能。

厚朴花：味辛、微苦，性温，入脾、胃、肺经，为行气宽中、开郁化湿之品。叶氏用其和胃化湿，在调肝和胃药中经常加用，较之厚朴其温燥之性较弱，可避免温燥伤津之弊端。

扁豆花：味甘，性微温，入脾、胃经，为和中化湿、健脾止泻之品。叶氏常在健脾之品中伍用扁豆衣，取其和中化湿之功，既利于健脾，又善于化湿，且无壅滞之弊。

密蒙花：味甘，性微寒，入肝经，为祛风清热、润肝明目之品。叶氏用密蒙花并非取其祛风明目之力，而是在养阴清热法中伍之，因其有清热润肝之功也。

丹皮炭：味苦、辛，性微寒，入心、肝、肾经，为清热凉血、活血散瘀之品。叶氏用于阴虚内热而见血证时，都是炒炭用之，一则清热入肝，二则凉血止血，血止而不致瘀，用炭止血之力倍增。

荆芥炭：味辛、微苦，性微寒，入肺、肝经，为祛风解表、止血透疹之品。叶氏用治血证均需炒炭，不仅减其辛散之力，且能引血归经，增强止血功能。

肉桂炭：味辛、甘，性热，入肾、脾、心、肝经，为补火助阳、引火归原、散寒止痛、温经通脉之品。叶氏炒炭用于血证，在阴虚内热而见血证时伍入肉桂炭，可以引火归原，"从阳求阴"，又能防止血停致瘀，一般研末用 3g 冲服。

胎盘粉：味甘、咸，性温，入肺、肝、肾经，为益气养血、补肾益精之品。叶氏常用胎盘粉 3g 冲服来缓补胃气，善后收功，或用于健脾和胃时。（注：本药《中华人民共和国药典》已不收录）

云南白药：为止痛止血要药。叶氏常用云南白药 0.6～0.9g，睡前吞服 1 次，除用以止痛外，还扩展应用到疏肝理气、调和营卫、通气活血等方面。

六神丸、犀黄丸：叶氏在内科病证中应用六神丸或犀黄丸，主要取其清热解毒、活血祛瘀、散肿消炎之功，一般六神丸服 5～10 粒，犀黄丸服 3～9g。

十一、组方注意引经和反佐

中医临床组方，十分强调"君臣佐使"。正如《素问·至真要大论》所云："主病之谓君，佐君之谓臣，应臣之谓使。"君药是主药，是治法中起关键作用的药味。臣药是辅助药，配合并增强君药的作用，也可视作君药的增效协作剂。君药、臣药无疑是方剂中的主角，选用调配、确定其量都直接关系到疗效，不可忽视。但叶氏认为，对于佐使药同样应当给予足够的重视，它也是

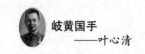
保证疗效的重要环节。佐药具有反佐的作用，常常是君药、臣药某些副作用的有力牵制者。使药是引经药，将君药、臣药引达病所，以发挥更强、更直接的药效。

反佐者分两类，即寒性反佐和热性反佐。寒性反佐用于对热性药的牵制。如用附片时加用黄柏，用麻黄时加用生石膏，用薤白时加用全瓜蒌，用生黄芪、党参时加用蒲公英，用半夏时加用贝母等。热性反佐用于对寒性药的牵制。如用黄柏时加用苍术、肉桂，用竹茹、知母时加用橘红、生姜等。临床上，寒性反佐用得比热性反佐要多。

引经药以五脏归类，引药入其脏。如心者有黄连、远志等，肝者有薄荷、川楝子等，脾者有砂仁、厚朴等，肺者有杏仁泥、桑叶等，肾者有肉桂、山萸肉等。

十二、乌梅丸并非单纯蛔厥方

乌梅丸系《伤寒论·辨厥阴病脉证并治》中主治蛔厥和久利方。原方第338条云："蛔厥者，其人当吐蛔。今病者静而复时烦者，此为脏寒。蛔上入其膈，故烦，须臾复止，得食而呕，又烦者，蛔闻食臭出，其人常自吐蛔。蛔厥者，乌梅丸主之，又主久利。"近人用乌梅丸大多治疗胆道蛔虫症，少数治疗久利不止。叶氏师古而不泥古，将乌梅丸原方改为汤剂，扩大其适应证，除治疗蛔厥和久利外，还广泛用于头痛、眩晕、胁痛等症，常获良效。叶氏常言，上述各症，只要寒热错杂，虚实兼夹，符合厥阴病特征者，均可用之，但要掌握其主症：面白、口不干或口干不欲饮，苔薄白不燥，脉沉细不数。

乌梅汤原方由10味药组成：热药5味，即制附片、肉桂、川花椒、细辛、干姜片；寒药2味，即川黄连、黄柏；1味党参补气；1味当归养血；再加大乌梅。其剂量3味固定，即党参

3～4.5g，当归3～4.5g，大乌梅3枚。再视寒热之偏重，调整寒热药之剂量。如热象偏重者，2味寒性药用量增加，而5味热性药用量则减轻。叶氏的学生们经长期使用，总结出下列用量为佳：制附片3g，肉桂1.5g，川花椒0.9g，细辛0.9g，干姜片3g，川黄连6g，黄柏6g。反之，如寒象偏重者，2味寒性药用量减轻，而5味热性药用量加重，以下列用量为佳：制附片6g，肉桂3g，川花椒1.8g，细辛1.2g，干姜片6g，川黄连4.5g，黄柏4.5g。

叶氏对经方的妙用，体现了"方为我所用，而不为方所囿"，足见其深得方剂之理、方随法成的深厚功底。

十三、四物汤为治月经病之主方

叶氏对妇科诸证的治疗颇有心得，他在《医学实践漫录》中说："妇科诸证，医者常喜用养气养血之药，惧用行气行血之药。殊不知必用行气行血之药时，放胆用之，可以和气和血，亦有利于养气养血。诸如此类，万不可胶柱鼓瑟。"

叶氏治疗妇女月经不调常用四物汤，他说："余治月经不调，多以加味四物（生地、当归、白芍、川芎、丹参、茺蔚或熟地）为主治。趋前者热，四物加川连、黄芩、柴胡。退后者寒，四物加参、术、肉桂。紫黑者热甚，四物加川连、香附、丹皮。淡红者有痰且虚，四物加陈皮、半夏、胆南星、香附。黄如米汁者温，六君子汤重用薏苡仁、扁豆。成块者热积血黑，四物加香附、黄连、柴胡。寒积血红，四物加桂心、牛膝。经行渐少者，四物倍加泽兰。经行渐多者，四物加芩、术。经行发热者，四物兼小柴胡。将行腹痛者，四物加桃仁、红花、玄胡、香附、木香、冬术。行经腹痛者，四物加参、芪、术。走痛者气郁，四物加玄胡、乌药、枳壳、香附。痛拒按者血瘀，四物加桃仁、红花、泽兰、苏木。上下妄行者血热，四物加阿胶、丹皮、黄芩、

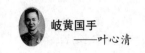

黑栀。上急用血余炭吹鼻，糯米汤调百草霜止吐。下急用白芷汤调棕榈炭止崩。肥胖者痰多占住血海，四物中宜去地黄，加浮石、南星、苍术、半夏、香附、茯苓。经阻（经闭）用生地、当归、白术、黄芩、杜仲、续断、桃仁、红花。以上为治妇女月经不调用药之大概。至于辨证析理，以前贤皆有立说，故略而未论。以下论证，凡用成方者，皆宜随证加减，即余有举例说明，亦不可拘泥于一说。凡此，学者宜细心揣摩，自有心得，若余多费笔墨，反为所限。"

再如治疗血崩，他说："李东垣治法谓此证主寒，不言热。《丹溪心法》只立方，不论病源。余按此证白者少而红者多，总不外湿渗血分而已。人身血无多，何以血崩患者流血特多？非湿渗而何？现仿丹溪治法，立寒因、热因、虚因、劳因四条，以四物为主治，外加薏苡仁、茯苓、滑石等祛湿之药；倘大漏暴崩，则以小蓟、炒荆芥叶、百草霜、棕榈炭之类止血。寒因，四物加干姜、茯苓、薏苡仁、山药、苍术、艾叶。热因，四物加黄芩、茯苓、薏苡仁。虚因，四物加参、芪、术，并前药。劳因，宜大补气血，四物加镇心火之药。"

十四、三种柴胡，用法各异

叶氏常言，柴胡为调肝要药，共有三个品种，用法各异。内科医师习用柴胡为干燥根茎，有南北之分。南柴胡又名软柴胡，北柴胡又名硬柴胡，皆有解表退热、疏肝解郁、升举阳气之功。一般均用北柴胡，而南柴胡只用于肝郁劳热时。竹柴胡又名竹叶柴胡，药用带根的全草，长于疏肝解郁。银柴胡又名银夏柴胡，药用其根，功专清虚热，除疳热，为阴虚内热、骨蒸劳热、小儿疳积发热的主药，较之南北柴胡，其无升腾发泄之弊。三种柴胡性味皆苦寒，而俱入少阳、厥阴经，投之宜别：肝气郁结者当用竹柴胡，阴虚内热者当用银柴胡。这两种柴胡用途较广。只有在邪热留于少阳半表半里时才考虑投用北柴胡。二者之异，不可不辨。

十五、酸枣仁汤改膏剂安眠

酸枣仁汤原载于《金匮要略》，主治"虚劳虚烦不得眠"，由炒枣仁、茯苓、川芎、知母、生甘草 5 味药组成。本方沿用至今，仍是血虚心烦不眠、心悸虚汗等症的效方。

叶氏指出，酸枣仁一味，今人只知其为心家要药，功专宁心敛汗，殊不知其亦有养肝养血之力，正如《本草图解》所言：酸枣仁味酸性收，故其主治多在肝、胆二经。肝虚则阴伤而烦心不卧；肝藏魂，卧则魂归于肝，肝不能藏魂，故目不得瞑。枣仁酸味归肝，肝受养，故熟寐也。可见酸枣仁之安眠，实系其养肝养血所致。《本草纲目》云：后人治心病必用茯神，故洁古张氏云风眩心虚，非茯神不能除，然茯苓未尝不治心病也。可见茯苓也能宁心安神，是臣药。知母苦寒，清热除烦效良，尤宜于阴虚火旺的虚烦失眠，是为佐药。川芎入肝、胆经，行血中之气，祛风止痛，为使药。生甘草泻火热，且调和诸药。所以，酸枣仁汤虽药简味精，但组方严谨，主治明确，为肝阴不足，肝血亏损，虚火上扰，心烦失眠的效方。

叶氏应用酸枣仁汤治虚烦失眠时必加夜交藤一味，用量 30g。夜交藤始载于《开宝本草》，系何首乌的蔓茎，入心、肝两经，功专养心安神，主治虚烦不寐，加入酸枣仁汤，相得益彰，安眠功能倍增。叶氏一般先以汤剂，每日 1 剂，水煎分 2 次服用，再配针刺三阴交、神门等养阴宁神，获效后，增加 10 倍用量浓煎，

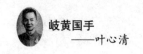

以白蜜收膏，制成膏剂，每晚睡前服1汤匙（15g）巩固疗效，常服安眠。

十六、青蒿鳖甲汤是阴虚潮热的主方

青蒿鳖甲汤是《温病条辨》所载，治温病夜热早凉，热退无汗，热入阴分方。本方由5味中药组成：青蒿性味苦寒，清热凉血，善退虚热。鳖甲入肝、脾经，生用滋阴清热，潜阳止汗，专治阴虚发热，骨蒸盗汗。生地黄长于滋阴，调补肝肾且可清热，如《本经逢原》所云："干地黄心紫通心，中黄入脾，皮黑归肾，味厚气薄，内专凉血滋阴，外润皮肤荣泽。病人虚而有热者，宜加用之。"知母清热除烦而滋肾养阴，《用药法象》云其可"泻无根之肾火，疗有汗之骨蒸，止虚劳之热，滋化源之阴"。牡丹皮入心、肝经，清热凉血，且能活血行瘀，善清血分之热。五药合奏养阴清热、凉血生津之功。

叶氏疗疾，凡虚证者首重养阴，认为虚证中阴血亏损多见，而阴虚者常有内热之象，故立法宜养阴清热。《温病条辨》的青蒿鳖甲汤方简效佳，既有养阴君药青蒿、鳖甲，又辅生地黄滋肾养血，再配知母清降而滋，牡丹皮凉血而清。组方全面严谨，养阴为主，清热为辅，应当是阴虚潮热证的主方。如果血虚也著者，可以用熟地黄，防其滋腻碍胃，则可加用砂仁、木香之类醒脾开胃。热象明显者，则可加用清虚热之品如银柴胡、地骨皮、白薇等。

十七、龙胆泻肝汤清肝火应变通

肝胆疏泄无权，气郁化火，火随气窜，或上扰颠顶，可见胁痛、眩晕、头痛、耳鸣、目赤、烦躁、呕吐、溲赤、便干、苔黄舌红、脉象弦数诸症,治宜清泻肝胆,用《太平惠民和剂局方》的龙胆泻肝汤为主方。

叶氏在临证中也善用龙胆泻肝汤清泻肝火,但主张变通化裁,以便更加切中病机,提高疗效。其有三处变通:一者龙胆草苦寒伤胃,方中再配栀子、黄芩、木通等则苦寒之性更甚,易伤胃气,也不利于湿邪之化,故应当减其苦寒。龙胆草用量限在6g以下,并去木通、黄芩,加蒲公英、射干。蒲公英,苦寒且甘,入肝、胃经,同样可以清泄肝热,且可甘缓胃气。射干苦寒入肺经,此处用之,绝非取其清痰热、利咽喉之功,而是以其降火之力助龙胆草的清泄之功,所谓"清金抑木"矣,射干之寒较栀子、黄芩为弱。二者行气渗湿,不用柴胡、木通,易用茯苓、枳壳。因柴胡除清热解郁外,还能升举阳气,肝火上炎者常常夹有肝阳上亢,故柴胡宜去。木通苦寒之性太甚,且滑利力大,恐伤胃气又伤阴津,故而去之。茯苓甘平,入心、肺、脾、胃、肾诸经,渗湿而不伤正,健脾和中,既护胃气,又可抑木,所谓"扶土以抑木"矣。枳壳性微寒,行气畅中,既利于渗湿,又不伤胃气,易之为宜。三者应加入引经药,多用薄荷3g。薄荷辛凉,入肺、肝经,既引药达肝经,又可清头目,利咽喉,倍增其效。

叶氏认为,肝胆实火易生,湿热常注,故清理肝胆之法,一则泻肝,二则清利,两者缺一不可,最宜用龙胆泻肝汤。临诊时之所以要变通,一是增其效力,二是保护胃气。治病不可不知"胃气为本"也。

十八、滋肾通关丸是热淋要方

《金匮要略·消渴小便不利淋病脉证并治》指出,"淋之为病,小便如粟状,小腹弦急,痛引脐中",形象地描述了淋证的尿频、尿急、尿痛症状。历代医家将淋证分为"石淋""气

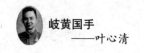

淋""血淋""膏淋""劳淋"五种，合称"五淋"。

叶氏指出，"五淋"均与湿热有关，故可通称"热淋"。其因在《诸病源候论》中已有记载："热淋者，三焦有热，气搏于肾，流入于胞而成淋也。"其症以小便不畅、尿急尿少、尿赤尿痛为主；其理在于湿热下注，膀胱气化失司；其治总应清利湿热，分清泌浊；其方最宜滋肾通关丸。

滋肾通关丸创于《兰室秘藏》，方用知母、黄柏滋阴降火，清热保阴。肉桂引火归原，温通阳气，增强膀胱气化功能，"州都之官，气化则能出矣"，使下注之湿热由膀胱泄出体外。叶氏在投用滋肾通关丸时常加车前子一味，6g包煎。车前子甘寒，入肝、肾、小肠、肺经，功能利水通淋，增强湿热渗泄之道，可明显提高治疗"热淋"的疗效。

十九、干姜黄芩黄连人参汤主治要点

叶氏常说，临诊面对的往往是错综复杂的病证。单纯者好辨好治，复杂者难辨难治。特别是寒热错杂、虚实兼夹时，如辨证不准，论治不活，则难以取效，甚则误治致害。这方面张仲景为我们树立了典范，《伤寒论》第359条所列干姜黄芩黄连人参汤，专治上热（胃热）的食入即吐，"本自寒下"，"寒格，更逆吐下"，寒热相格，上热下寒证。该方辛开苦降，用芩、连苦寒清热，热清则胃气得降，干姜辛温散寒，寒去则脾气能升，并以人参健脾益气，使吐利自止。

叶氏常循仲景方意，在胁痛、泄泻诸症有寒热错杂、虚实兼夹时，每投干姜黄芩黄连人参汤。视其虚实寒热之不同调整剂量，并常以潞党参代替人参。两者性味类同，均味甘，性微温，均入脾、肺两经，都可补中益气，仅党参力薄而已。如虚象不重时大多用党参 6 ~ 15g，如虚象较重时则用红人参粉 0.9g 分冲。黄芩、黄连的用量为 4.5 ~ 6g，干姜用量为 4.5 ~ 12g。

二十、当归补血汤气血双补

《内外伤辨惑论》创当归补血汤，仅黄芪、当归两味组成。黄芪又名绵芪，味甘，性温，入肺、脾经，功能益气升阳，固表止汗，利水消肿，托毒生肌，专用于脾肺气虚，中气下陷证。当归味甘、辛、苦，性温，入肝、心、脾经，功能补血活血，调经止痛，润燥滑肠，主治血虚诸证，月经不调，痛经崩漏，肠燥便难。黄芪为补气主药，当归为养血主药，两者合奏气血双补之功。

叶氏认为，气血虚证为临床常见，当归补血汤是气血双补的效方。在低热、痿证、麻木、痹证等病证中，只要有气虚血亏的见症，均可以当归补血汤加味治之。其中生黄芪常用 12 ~ 24g，当归常用 6 ~ 12g，再加入补肾的杜仲、桑寄生、山药等品，即可增强补气养血的力量，使气虚得充，血亏得养。

二十一、杞菊地黄汤滋补肝肾要加味

杞菊地黄汤系《医级》方，功专滋补肝肾，为滋水涵木的要方。方中熟地黄滋补肾阴，山萸肉、枸杞子益肾并补肝，山药益肾并补脾，共奏滋阴之功。茯苓、泽泻健脾渗湿，牡丹皮、菊花清泻虚火，组方中兼顾肝肾同源、肝脾互用的关系，以滋肾阴为主，配以养肝清肝，健脾渗湿，补中有泻，温中有清。

叶氏在治疗眩晕、头痛、失眠、低热各证时，凡有肝肾阴虚、内热上扰或肝阳上亢者，均以杞菊地黄汤为主方，但强调要加味方有显效。叶氏常言，此方加味有三者。一是须加补气健脾

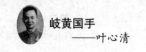
之品，如潞党参、扁豆衣，因气阴互根、肝脾互用矣；二是应增柔肝潜阳之品，如白芍、蒲公英、夏枯草、薄荷，方可平上亢之肝阳；三是必助清热宁神之品，知母、银柴胡、青蒿、地骨皮、炒枣仁、夜交藤，以降内热之扰而使神守其舍。

二十二、温肾必用金匮肾气，滋肾首推知柏地黄

叶氏说："五脏六腑中唯有肾脏主阴阳互根，水火同济，最具有双重性。"《素问·灵兰秘典论》云："肾者，作强之官，伎巧出焉。"《素问·六节藏象论》云："肾者，主蛰。封藏之本，精之处也。"肾脏在人体生理活动中是先天之本，关乎精气之强壮；在病理变化中又是致虚的关键之一。所以，调补肾阴、肾阳成为疗虚和保持气血调畅、阴阳平衡、脏腑协调的重要环节。叶氏十分推崇《小儿药证直诀》的六味地黄丸。方中熟地黄滋阴填髓，大补真阴，为君药，山萸肉补肝肾而涩精，山药健脾固肾而益精，共为臣药，构成滋肾、养肝、健脾三阴并补的功效。牡丹皮清热凉肝而泻阴中虚火，茯苓渗湿健脾，泽泻渗湿利水，防熟地黄滋腻，补而不滞，构成清热、运化、渗湿之三泻功效。三补三泻合用，成为补肾基础方。叶氏认为，补肾必须分清阴阳。肾阳虚者，形寒腰酸，苔薄质淡胖，脉沉细尺弱，当温补肾阳，用六味地黄丸加温阳主药制附片和肉桂，即《金匮要略》的金匮肾气丸；肾阴虚者，五心烦热，腰膝酸软，苔净质红，脉细数，当滋补肾阴，用六味地黄丸加清降相火的知母、黄柏，即《医宗金鉴》的知柏地黄丸。此乃补肾之道矣。

二十三、附子生姜羊肉汤为回阳妙方

叶氏根据《千金要方》和《肘后方》的羊肉当归汤治产后腹

中、心下痛方意，改组成附子生姜羊肉汤。方用生附片60g，其味辛甘，性热有毒，入心、肾、脾经，功专补火回阳，散寒除湿。附子上能助心阳以通脉，中能温脾阳以散寒，下能补肾阳以益火，为温阳主药。生姜30g，其味辛性温，入肺、胃、脾经，功能散寒解表，降逆止呕，化痰止咳。此处生姜因其温中散寒而助附子回阳之力，又可解附子之毒。羊肉为温热之品，补肾壮阳，常用500g。三味配伍，重在回阳，凡阳虚内寒诸证皆可服用。其煎法用炖服，需炖2小时左右，然后喝汤吃肉，2～3日一剂为宜，常在夏至阴生后服用。

二十四、皮肤瘙痒用"三子"

皮肤瘙痒症常责之于湿热内蕴，外不能通达，内不得疏泄，郁于皮毛腠理之间，发有丘疹，奇痒难忍，渗出黄水，时有痛感。叶氏多用"三子"治之，即蛇床子、地肤子、苍耳子。

蛇床子温肾壮阳，燥湿祛风，杀虫止痒。《珍珠囊补遗药性赋》谓其"治风湿痒"。地肤子利尿清湿热，祛风止瘙痒。《名医别录》谓其"去皮肤中热气"。苍耳子散寒通窍，祛风止痒，《日华子本草》谓其"治瘰疬疥癣及瘙痒"。因其有小毒，宜炒用，内服剂量不能太大，以3～10g为妥。三子相配，内服外洗，对湿疹之皮肤瘙痒有显效。叶氏常言：凡皮肤瘙痒勿忘以三子内服外洗，确可祛风止痒。

二十五、疑难杂症须善后防复发

疑难杂症获效不易，巩固更难，故叶氏十分重视善后收功，谨防复发。他认为善后应从脾肾着手，常常提醒后学要重视《医宗必读》中所说："未有此身，先有两肾，故肾为脏腑之本，十二

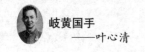
脉之根，三焦之源，而人资之以为始者也。故曰先天之本在肾……一有此身必资谷气，谷入于胃，洒陈于六腑而气至，和调于五脏而血生，而人资之以为生者也。故曰后天之本在脾。"先天之本在肾"，表明人体受胎时的本原，直到生殖之精形成胚胎，发育成长乃至出生，全赖肾精的充养。"后天之本在脾"，表明人出生后生长发育、生命活动所需的营养物质，全靠脾胃吸收水谷精微的滋养。故脾肾这两个先后天之本，在人体的防病治病、病愈善后中都是关键所在。

叶氏提出，脾宜健，善后在于用香砂六君子丸，每日服 3g。胃宜和，善后在于用保和丸，于午、晚餐后即各服 3g。肾宜养：阳衰者，用金匮肾气丸，每日服 1 丸；阴虚者，用六味地黄丸，每日服 1 丸；内热者，用知柏地黄丸，每日服 1 丸；肝亢者，用杞菊地黄丸，每日服 1 丸（以上丸药，每枚均重 6g）。

叶氏善后收功的方法还有四种：其一，以有效原方，改为隔日或隔 2 日服 1 剂，连服 1～2 个月。其二，以有效原方，增加 10 倍用量，炼蜜为丸，每枚重 6～9g，每日 2 次，每次 1 丸，或白蜜收膏，每日 2 次，每次 1 汤匙（15g），连服 1～2 个月。其三，每日吞服 1 次云南白药或三七粉，每次 0.6～0.9g，以便调和气血营卫。其四，隔日针刺 1 次，取穴三阴交或足三里，留针 30 分钟，起针后点刺大椎、中脘、神门、右期门，以调脾肝肾之经气。

总之，叶氏强调以膏滋、丸、散、针刺配合，善后收功，方能巩固疗效，防病复发。

第三章
针 法 实 践

　　金针度人术是叶心清临床常用之针术，其渊源有自。清代僧人圆觉传黄石屏，再传魏庭兰，再传叶心清，叶氏又传与其弟叶德明。叶氏既是继承人，又是传授者，使这一针法自成一派。

一、金针度人术

以金针为针具治疗疾病是针灸学流派中的一支独特流派。金针术由清代泰山僧人圆觉首创，圆觉传与黄石屏，石屏传与魏庭兰，庭兰再传叶心清，叶心清传与胞弟叶德明。叶心清在四川行医时常用金针，进京后在门诊就很少使用了，但在为国家领导人保健及为外国首脑治病时，仍然使用金针。成都专门有一个工匠给叶心清打制金针，叶心清的金针每隔一段时间，都要拿到这个匠人那里修理保养。惜种种原因，未能传授其子叶成亮、叶成鹄兄弟，殊为遗憾。

（一）针具

金针由 90% 赤金与 10% 赤铜混合冶炼，去除杂质，抽成细丝。针的直径约为 0.28mm，相当于 32 号不锈钢针。金针有长短之分，长者 5 寸（125mm），短者 3 寸（75mm）或 1 寸（25mm），针质柔软而韧，针体细长，针柄短小，针尖圆形，呈青果之钝圆形。

黄石屏认为："铁之本质太粗，而针以炼精金为贵。"黄金乃贵重金属，古籍载有息风镇静、祛风镇痛作用。金针"性钝而入肉无毒""质软而中窍无苦""体韧而经年无折"，入体后无异物感，患者感觉舒适而放松。有人做过实验，金针刺入人体产生的生物电呈正电荷，相当于补的作用；银针刺入人体则产生负电荷，相当于泻的作用。所以将黄金铸针，作为针刺针具，不可轻加否定。

（二）操作手法

叶心清采用金针直刺法操作，包括验针、进针、行针及手法

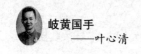
补泻等步骤。

1. 验针

收藏状态的金针，都是盘成圈状的，需将之缠绕在手指上进针。进针要有一定的指力，其力运用要呼之即来，灵活自如，做到柔软如棉，柔中有韧，韧中有刚。先以左手持针柄，右手拇指及食指端扶持针体，从针体根部，向针尖方向外展，以测针体是否有损伤或断裂，针尖是否有钩尖。

2. 进针

以刺手之拇食指端将针体下端持住，对准穴位皮肤，并将指力运到针尖。押手拇指靠近针尖，刺手持针，与穴位皮肤成15°～30°角，押手拇指按压针尖与穴位皮肤，刺手发力，将针尖及针体送入穴位内。需注意压力要适当，过紧过松均不宜，进针迅速快捷，患者不知不觉，无痛感，无不适，功夫全在刺手之发力，押手则可固定穴位，并探知患者是否得气。此法进针，既适合金针体长细韧的性状，又可尽量避免进针时患者的痛感。其双手配合法度诚如《标幽赋》所言："左手重而多按，欲令气散，右手轻而徐入，不痛之因。""右手轻而徐入"指针尖透皮后缓慢进针的手法，在透皮时仍需重而速，才能进针无痛。另外，因为金针多用斜刺，可因点成线，促成一条或多条经络经气的流注，亦可有利于在隆冬时节留针时覆厚被以保暖。

3. 行针及手法补泻

进针后的手法，以缓进疾出、重插轻提为补，疾进缓出、轻插重提为泻，不疾不徐为平补平泻。此亦遵《灵枢·九针十二原》所云："凡用针者，虚则实之，满则泄之，宛陈则除之，邪胜则虚之。"叶心清十分强调针刺的"得气"。他常说：《灵枢·九针十二原》云'刺之要，气至而有效'；《针灸大成》也说'使气且到病所'。针刺进入穴位后，术者手下一定要有沉紧感，有'如鱼吞钩饵'的感觉，同时患者产生酸麻胀重感，此乃得气也。"一旦"得气",可以留针候气（常留针 30 分钟）或行针催气，所谓"气至有效"。

刺法分为以下几种：点刺不留针，点入快出为度；横刺者，针体与穴位皮肤呈 15°以下角沿皮刺入，可以留针；斜刺者，针体与穴位皮肤呈 15°～ 30°角，也可以留针。主穴一般留针半小时，使神与气相随，增强疗效。他不主张用重手法强求针感，应使患者无生硬不适感。

（四）练功心法

练功包括练指、练气、练意和练神。

1. 练指

因金针针体至柔，针尖圆钝，所以进针需要相当的指力方能刺破皮肤并进入深层肌肉。此力之运用要招之即来，灵活自如，柔中有韧，韧中有刚。故而为获得此指力，医生平时须练功不辍，如练针刺墙缝或飞针穿悬纸等。近代名医"神针黄石屏"传授的金针术练习功法则是以指透钻泥墙。

2. 练气

施金针者，必须练内功。每天练拳术与气功。黄石屏老先生治病疗效之所以出众，其中重要原因之一就是他在平时刻苦练功习武，因而在针刺临证之时能够做到"上守神"和"上守机"。他认为，对于施金针者，要求具有内功基础，所谓"制金针易，用金针贵有精力以运之"。著名针灸家承淡安先生也十分强调练气的重要性，他说："以前的针灸家在修习针术时，最主要的就是练气和练指力，这几乎要占去三分之二的学习时间。"据《承淡安针灸选集》记载："神针黄石屏衣钵弟子魏庭兰与我（承淡安）神交多年。他的弟子叶心清在重庆，曾一针治愈某人的胃病，名噪一时。1938 年，我在成都，因患背脊痛，请叶君来针，欣悉其师即为魏庭兰君。承叶君告以魏君，每天练拳术与气功，及以针

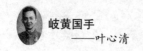
钻捻泥壁，历久不断，修炼相当艰巨，收效也很巨大。"叶心清的次子叶成鹄回忆说："叶心清有一张功法修炼图，但是否按照此图修炼便不知道了。有一次看到叶心清午间休息，平卧着，双腿是盘起来的，像佛打坐的姿势，而且有人进屋他也不说话，应该是在修炼。除此外，未见到其他的练功方式。"

3. 练意和练神

《素问·保命全形论》云："凡刺之真，必先治神……如临深渊，手如握虎，神无营于众物。"《灵枢·终始》亦记载："深居静处，占神往来，闭户塞牖，魂魄不散，专意一神；精气不分，毋闻人声，以收其精，必一其神，令志在针。"此"专意一神"的功夫即为针灸操作的高阶心法。练意与练神，既要求金针操作者能够进入某种虚空与澄明状态，掌控和把握整个治疗过程；又说明在临床治疗过程中，针者与患者的形神志意有相互影响和相互交融的状态。因此，《灵枢·九针十二原》云："睹其色，察其目，知其散复。一其形，听其动静，知其邪正。右主推之，左持而御之，气至而去之。"《灵枢·小针解》说："粗守形者，守刺法也。上守神者，守人之血气有余不足，可补泻也。"叶氏金针术讲究在进针、行针、留针过程中，医患双方都不得随意谈笑，均须凝神定气，全神贯注，仔细体会得气之感，即医者有手下沉紧，如鱼吞饵之感，而患者亦须有酸麻重胀之感，方为得气。叶心清常引《灵枢·九针十二原》中"气至而有效，效之信，若风之吹云，明乎若见苍天，刺之道毕矣"之说，以强调金针取效的根本。

（五）针刺特点

1. 善用透刺，点线结合

叶氏金针术的特点为进针快捷，手法独特，得气明显，取穴精当，斜刺透穴，点线结合，经穴并用，感觉舒适，疗效明显。

其中透刺法是其特点之一。

叶氏认为，针刺取穴应明其病变在经在络、在脏在腑，应当循经取穴，不可只见穴位不管经络穴位仅是一个"点"，经络则是一条"线"，取穴宜少而精，最佳方法是采用透穴法，达到"点线结合"，再配点刺，则是"点线面结合"，方能达到针刺目的。为达此效果，最好采用斜刺方法，进针后沿经脉走行向上下移动针体，既刺腧穴，又不偏离经脉，既刺一点，又达一线，既以一穴为主，又透他穴配伍，可以明显提高疗效。透刺配穴主要有两种。

（1）本经透穴　即从一个穴位进针，向着同经的穴位上或下透刺。

外关透支沟：主治热病、头痛、耳鸣、胁痛、肩臂酸楚、上肢麻木。

间使透内关、大陵：主治心痛、惊悸、癫痫狂证、呕吐脘痛、肢挛且肿。

足三里透上巨虚：主治消化不良、肠鸣腹泻、腹胀纳呆、肠痈腹痛。

足三里透下巨虚：主治乳痈肿块，下肢痿证、痹痛。

气海透关元：补气益肾，主治腰痛、遗尿、阳痿、早泄、久利、闭经、痛经。

中脘透下脘：健胃运脾，主治脾胃虚弱，中气下陷。

大杼透风门：解表助气，主治外感表证。

（2）异经透穴　包含一针透双经，即从一经一穴进针，透刺他经他穴（通常表里经内外相对而透，或相邻两经相透）；或者一针透多经，即一经一穴进针，再透刺多经多穴。

内关透外关：安神定志兼疏风，主治头痛、耳鸣、心痛、惊悸。

太阳透下关：主治面部三叉神经痛。

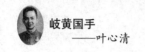
　　翳风透瞳子髎：主治面部三叉神经痛。

　　地仓透颊车：主治面部三叉神经痛、中风面瘫、失语流涎、牙关紧闭。

　　外关透三阳络：主治中风上肢瘫痪。

　　阳陵泉透阴陵泉：利湿强筋，主治中风下肢瘫痪。

　　内膝眼透外膝眼：主治膝关节诸疾。

　　中脘透天枢：健胃运化，主治肠胃诸病。

　　一针透五穴：由曲池下针，透刺尺泽、曲泽、少海、小海。主治泄泻，肘关节疼痛、屈伸不利。

2. 选穴谨严，法度兼备

　　叶氏认为针灸取穴如中药之立方，有君、臣、佐、使之分，如此，方可取穴少而效力精专，体现中医辨证论治特点。诚如《灵枢·官能》云："先得其道，稀而疏之。"叶氏取穴，一般主穴为四五个，留针候气30分钟。出针后，视病情追加辅助穴位，以快针取之。所谓快针，指针刺入穴位后得气即出针，不再留针候气。《灵枢·九针十二原》强调："刺之而气不至，无问其数。刺之而气至，乃去之，勿复针。"留针与快针相结合，突出了治疗重点，加强了疗效，也最大限度地避免了患者不必要的刺痛，减轻了紧张感。这是叶氏金针深为老幼所接受的原因之一。

　　如对于痹证而言，叶氏认为，治疗痹证，不能仅顾其邪，采用诸如祛风、散寒、利湿等治法，还应标本兼顾，针药并用。本虚者从补气养血、强壮肝肾着手；标实者抓住湿阻，温化利之。针刺常以主穴留针30分钟，次穴点刺，以便疏通经络、调畅气血而助药力。

3. 精于点刺，应用灵活

　　点刺亦为叶氏针法特色之一。术者持针，以手腕用力，根据需要施力或轻或重，以皮肤潮红或出血为度，点于穴位或患处。这是叶氏对《灵枢》"毛刺"法的发挥，具有激动人身卫气、调和营卫的效应。《灵枢·官针》指出："毛刺者，刺浮痹皮肤也。"本刺法适用于小儿不耐受或不配合留针者，或头部、肢体需大面积刺激的部位。轻点刺仅令局部皮肤潮红，使气血汇聚而养肌肤；重点刺令血出而邪气散。

点刺亦可代替快针刺激辅助穴位，适用于不宜强刺激者。较之梅花针，此法有操作简便、刺激面积可大可小、力度控制灵活的特点，叶氏临床多用之。

（六）常见病症金针治疗

1. 胃痛

针刺双侧足三里，留针 30 分钟，点刺大椎、右期门、中脘、神门。

2. 胃胀痛

针刺大肠俞、胃俞、肝俞、内关、足三里、上脘、中脘。每次酌取 2～3 穴，平补平泻，留针 30 分钟。

3. 反胃，神经性呕吐

针刺足三里、中脘、期门，平补平泻，隔日 1 次。

叶氏认为反胃必须配合针刺，针足三里、中脘调胃理气，刺期门平肝降逆。配以少量胎盘粉（每日 3g），缓补胃气，巩固疗效。

4. 寒性腹痛，发作性肠痉挛

针双侧三阴交，留针 30 分钟，再点刺中脘、右期门、神门。

三阴交系肝、脾、肾三阴经之交，针刺该穴，可通调三经之经气，令寒以散，气行热除。点刺中脘可健运脾胃，刺右期门可疏肝，刺神门可宁心止痛。叶氏在治疗疑难杂症时多采用此方法。

5. 久泻

针刺足三里、气海，每周 1 次，采用补法，留针 30 分钟，

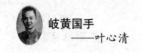
可健脾止泻。

6. 胁痛（慢性肝炎）

针刺双侧足三里，平补平泻，留针 30 分钟。点刺右期门、中脘。两胁下及右腰部梅花针叩刺。

7. 痹证

如双膝及肩关节寒痹者，可针足三里、鹤顶、曲泉、肾俞、命门、大肠俞、阳陵泉、肩髃、肩井。每次轮换取 3 ～ 4 穴，留针 30 分钟。针刺隔日 1 次。

如双肘膝关节着痹者，可针足三里、曲泉、鹤顶。左右轮流留针 30 分钟，点刺肾俞、曲池、肩髃、膝眼。针刺隔日 1 次。腰部外贴虎骨追风膏。

如肩关节周围炎者，可针患侧肩髃，留针 30 分钟，点刺阿是穴。

8. 腰痛

针刺腰阳关、大肠俞，留针 30 分钟。

9. 梅尼埃病

针刺双侧三阴交，留针 30 分钟。点刺大椎、中脘、双侧神门、右侧期门。隔日 1 次。

针三阴交滋水涵木，刺中脘和胃，刺期门疏肝，刺大椎、神门宁心。再配合平肝泻火之药，则肝火得清而眩晕止。

10. 神经性耳聋

针双侧三阴交，补法。针患侧翳风、耳门，双侧合谷，平补平泻，留针 30 分钟。点刺对侧翳风、耳门。针刺隔日 1 次。

11. 痿证（神经根炎）

如肩部痿弱，肢体颤抖，可针刺大椎及患侧肩髃、肺俞，平补平泻。

如颈椎变形引起上臂内侧至指端触电样麻木，可针双侧外关、曲池，或双侧大陵、少泽，留针 30 分钟。点刺大椎，或梅花针叩打双前臂。隔日针刺 1 次。

叶氏认为，治疗麻木可以针药并用，特别是配以梅花针，常取脊柱两侧和感觉障碍的区域，手法的强弱随感觉恢复的程度而定，麻木重时叩打手法宜重，麻木转轻时叩打手法宜转轻。梅花针可通达经脉，配合药物，可以疏经活络，增强疗效。

如进行性肌营养不良，肢体动作不灵活，不能上下台阶，肩部肌肉萎缩者，可以针刺肩髃、曲池、曲泉、外关、足三里、大椎，平补平泻。

脊骨手足痿证为督脉宗筋之病。叶氏认为，治痿需理督脉兼养宗筋。针刺可取手阳明经的肩髃、曲池，足阳明经的足三里，胃的募穴中脘，足厥阴肝经的合穴曲泉，督脉手足三阳之会大椎，共奏调气活血、疏通经络、柔养宗筋之效。

12. 脊髓空洞症

叶氏认为该病属于"营卫俱虚则不仁且不用"，是由于气血亏虚，营卫不和，而兼有寒湿之邪阻滞经脉，血脉失养所致。故而以补益气血为治疗大法，辅以温经除湿。该病的治疗特别强调针药并施：一方面取双侧足三里、外关，针刺且留针 30 分钟，健脾益气；另一方面可用梅花针叩打脊柱两侧和感觉障碍区以调和气血营卫，亦可用梅花针叩打腰骶常规刺激部位，并轮换取患侧胃经、膀胱经、胆经、脾经之循行线路。

13. 癫痫持续状态

抽搐、神昏、高热、无汗者，可针双侧神门，刺大椎、右侧期门。神志转清后，行走不便者，针刺患侧足三里、三阴交、昆仑、太溪、行间、太冲等穴位。

14. 输卵管粘连

针双侧足三里、三阴交、关元，轮换取 1 穴，留针 30 分钟，点刺右侧期门、双侧带脉，针刺隔日 1 次。亦可配用梅花针叩打腹部及腰骶部增强疗效，可调肝健脾、止带化湿，既止痛经，又

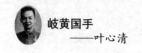

消癥痕。

15. 崩漏

带脉、足三里、三阴交、肾俞均取双侧，另取关元。上述穴位每次针刺 1～2 穴，留针 30 分钟。

16. 湿疹

针双侧曲池，留针 30 分钟，点刺大椎。针刺隔日 1 次。同时配以内服祛风渗湿、清热解毒之品。患部皮肤用地肤子、苍耳子各 15g 煎水熏洗。五味去湿散 3g，冰片 0.9g，和匀，局部搽抹。

17. 神经衰弱

对以头痛、眩晕、失眠和低热为主症，甚至出现抽搐者，治疗大法要抓住肝、肾、脾三脏，以调肝为主，养阴为先，健脾为辅。针刺三阴交、足三里，留针 30 分钟以养阴健运，点刺期门以平肝阳，泻神门以宁心神，刺大椎、中脘以通调督任，和顺气机。

如发作性头晕、胸闷，不能言语者，针双侧三阴交、足三里、灵道，留针 30 分钟。点刺大椎、中脘、双侧神门、右侧期门。针刺隔日 1 次。

头晕、头痛、失眠者，针双侧足三里、三阴交、大椎以调整阴阳，刺太阳止头痛，刺双侧神门以宁神，刺右侧期门以疏肝。针刺隔日 1 次。

二、补泻手法

叶心清治病时，先用中医内科望、闻、问、切四诊采集信息，明确诊断后，再决定先针灸后汤药，或先汤药后针灸，或针灸与中药并进。在望、闻、问、切之前，先要了解人体生长发育的盛衰过程，即《素问·上古天真论》中关于男女生长过程的论述。结合患者的体质、现状，将脏腑虚实寒热、病之所在了解清楚后，再定穴位和刺法。

叶心清常用的针刺补泻手法有三：补法，泻法，调和法。补法，即缓进缓出，徐进徐出，谓之导气，适用于年高体弱或虚证患者。泻法，为急进急出，适用于急症、痛症。调和法为进出不急不缓，适用于病情平稳者。

1. 补法病案一则

重庆飞来寺直属医院，有一68岁女性患者，因患小便不通，住院24天，全靠导尿维持。医生拟用人工改道，但患者儿子考虑到母亲年高，又是双目失明，不同意手术，遂取得院方同意后，邀叶心清会诊。诊其肾脉沉细，乃不足之象，拟以补肾化膀胱之气为治。针关元穴（补法），配合中药滋肾汤加减，安桂、官桂皮、车前子、盐炒黄柏，隔天一诊。首次针药后，次日自解尿约60mL，3次针药后，解出约2400mL，病愈出院。

按：《循经考穴》有"小肠者，受盛之官，化物出焉。……胃之下口，肠之上口，在脐上二寸，水谷于是入焉，大肠上口，小肠下口也，至是而泌别清浊，水液入膀胱，滓秽入大肠"。排尿是身体代谢的一个重要生理功能，是由脾、胃、肺、肾、小肠、膀胱协同完成的。尿是代谢的产物，来源于饮食水谷，尿液的生成经过胃的游溢精气、小肠的分泌清浊、脾的转输、肺的宣降、肾的蒸腾气化，"浊者"下降化为尿液注入膀胱，气化则出矣，但必赖于肾阳的气化。

从经络上看，手太阳小肠脉的分支向上行于目下，至目内眦（睛明穴）交足太阳膀胱经。足少阴经别至腘中，别走太阳而合。任脉起于胞中，而关元穴又为任脉穴、小肠的募穴。肾的经别、膀胱经脉、手太阳小肠经脉、任脉与尿的生产、储存、排泄密不可分。关元穴是小肠募穴，小肠上经幽门与胃相接，下经阑门与大肠相连，小肠在吸收水谷精微的同时，也吸收了大量的水

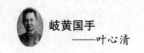

液，水液下输膀胱排出体外。"尿潴留"为腑病，多为太阳经转输不利所致，依《标幽赋》"脏腑病而求门、海、俞、募"之法则，故可以针刺补关元穴而取效。

2. 泻法病案二则

案1： 重庆市某医院院长额部作痛，三昼夜不能入睡。内服止痛药，并于额部注射麻醉剂 5mL 封闭，均不能止痛，最后诊断为"鼻窦炎"，拟施手术。患者邀叶心清会诊。当时已晚上 9 时，叶心清诊断为厥阴头痛，系肝风上升。病在上应取之于下，当刺期门穴（泻法）。另处中药乌梅汤：花椒、细辛、肉桂、黄连、黄柏、炮姜、当归、党参、制附片、大乌梅。上药服时已晚上 10 时 30 分，11 时患者即入睡，直至次日 7 时后醒来，头痛痊愈，药仅服一次。

案2： 男性，患顽固性头痛，诊为"厥阴头痛"。《灵枢·经脉》云："肝足厥阴之脉……循喉咙之后，上入颃颡，连目系，上出额，与督脉会于巅。"按"病在上，取之下"的治疗原则，刺期门穴，期门穴为肝之募穴，脏病取阴治之。针用泻法。

按： 头为诸阳之会，手足六阳经均与头部有密切的联系，其中督脉、足太阳经脉上过巅顶。除此之外，六阴经中独有肝脉循行于头顶部。既言"厥阴头痛"，当是头顶痛为主，似还应伴恶心、呕吐、腹胀、胁痛等症，因足厥阴肝经"挟胃属肝络胆，循胁肋"，肝阳或肝火上冲，不但直达巅顶，而且夹胃气上逆，旁及胁肋。期门穴为肝之募穴，为肝、脾、阴维三脉之会，针刺可疏泄肝经气滞壅闭，泄肝热而安神止痛。仲景《伤寒论》多有"刺期门"之治法，均为实证而设。叶氏显然深得仲景针刺用穴之精髓。

3. 调和法病案一则

1951 年冬治疗一刘姓男患，50 余岁。因脑溢血住进重庆某医院，33 天仍昏迷不醒，每日鼻饲两磅余牛奶并其他果汁，31

天时大便下血。叶心清应邀会诊时，患者仍昏迷不醒，但六脉调和。当下针神门穴，用调和法，次日患者眼球能动，隔天一次针神门穴，三次后患者即完全清醒过来。患者大便下血时曾两次输血400mL。患者醒后，叶心清得知其患有疟疾，检查血液中有疟原虫，经用调和法针大椎穴后，疟疾愈，内服固气养血之药善后。

按： 中医学认为，心主神明，人的精神意识活动是由心所主的，所谓心藏神。《素问·灵兰秘典论》说："心者，君主之官，神明出焉。"《灵枢·邪客》说："心者，五脏六腑之大主也，精神之所舍也。"同时又有"脑为髓海""神明之府"之说，认为脑是"神"活动的物质基础。"目系"是眼睛的根部与脑发生联系之纽带，"心手少阴之脉……其支者，从心系上挟咽，系目系"。心脏及脉通过目系与脑发生联系。

神门为手少阴心经之输穴，为心经气血物质的对外输出之处；神门又为原穴，为心经气血聚集之处。故针之可以醒神开窍。叶氏针刺时取3寸长之金针，自神门穴浅刺，针体与皮肤呈15°角沿经斜刺，深入2.5寸，采用调和法，平补平泻，不疾不徐，使心脉得通，髓海得养，神志恢复。

留针时间须根据患者情况而定，如麻木病须久留针半小时至1小时。风湿病日久，亦须久留，进出针法按调和法处理。初起疾患按照补泻、调和手法进行，即不需要留针。

三、医案举隅

1. 神经衰弱（视弱）

熊某，男，32岁，住九龙坡西艺，1953年7月29日来诊。眼视线差，神经衰弱。针刺太阳、风池、期门、足三里。

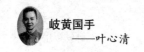
1953年8月30日复诊：眼视线差，两肩部作痛。针刺太阳、风池、肩髃、攒竹、足三里、颊车、丝竹空。

1954年2月27日复诊：眼视线差，神经衰弱。针刺太阳、风池、期门、足三里、膝眼。

按： 目能视必依肝血、肾精的濡养，眼睛的"乌睛"属肝，瞳神属肾。肝藏血，开窍于目，肝血养目睛，所以眼的视力与肝藏血有直接关系。此患者神经衰弱、视力减退皆因血虚血燥生风而致，叶氏根据经脉、脏腑与眼睛的联系，选取相应的腧穴予以治疗。

先以风池、太阳祛风为主。风池为足少阳胆脉穴，又为阳蹻脉穴，手足少阳、阳维之会。所以，风池穴为治眼病之要穴，《针灸甲乙经》谓其"治耳目不明"；《针灸大成》谓其"治目不明"。太阳穴为经外奇穴，《太平圣惠方》说："太阳……赤眼、头痛、目眩、目涩。"《玉龙赋》言："睛明、太阳、鱼尾，目证凭兹。"但"治风先治血，血行风自灭"，故配伍足三里、期门以养血行血。足三里为足阳明之合，补益气血之要穴，足阳明胃之脉，常多气多血、生气生血，七情内伤，脾胃先病。期门为肝之募穴，又为足太阴、足厥阴、阴维之会，为调节气血之要穴，肝虚则目眪眪无所见，取期门正体现"脏腑病而求门、海、俞、募之微"（《标幽赋》）的原则。本案很好地反映出叶氏"治血"的心法，值得仔细研究。

2. 失眠

案1： 潘某，女，30岁，1954年8月12日来诊。失眠，头昏，食少。针刺风府、攒竹、太阳、中脘、期门。

1954年9月14日二诊：失眠，头昏，食少。针刺风池、期门、太阳、中脘。

1954年10月25日三诊：失眠，头昏，食少。针刺风府、期门、太阳、中脘、攒竹。

1955年2月3日四诊：失眠，头晕痛，饮食少纳。针刺风府、太阳、中脘、期门。

按：失眠，中医称之为不寐，与督脉、髓海关系密切。风府为督脉穴，又为髓海穴，《灵枢·海论》认为"脑为髓之海，其腧上在于其盖，下在风府"，故风府为治疗脑病之要穴。另外，睡眠与督脉关系密切，《素问·疟论》云："卫气一日一夜大会于风府"，如果卫气盛，阳不得入于阴，故目瞑不能入睡。刺风府可以调节阳气，使之入阴。

期门为肝之募穴，"肝足厥阴之脉……挟胃属肝络胆……上出额，与督脉会于颠"。期门治伤食、胸胁满。中脘为胃之募穴。二穴同用，治疗食少。

攒竹为足太阳经穴，《灵枢·寒热病》说："足太阳有通项入于脑者……阳气盛则瞋目，阴气盛则瞑目。"故攒竹不仅可以治疗失眠，而且可治头昏。《通玄指要赋》言："脑昏目赤，泻攒竹以便宜。"太阳为治疗头痛头昏之效穴。

案2：周某，男，29岁，1954年9月14日来诊。失眠，头昏。针刺风池、攒竹、三阴交。

1954年10月8日复诊：失眠，头晕。针刺风池、太阳、攒竹、三阴交。

按：阳入于阴则寐，阳出于阴则寤。失眠病机为阳（卫）不入阴（五脏）。风池穴为足少阳经穴，与阳跷脉相交，阳盛而不入阴，故用泻法。风池善治头晕目眩。三阴交为足太阴、足厥阴、足少阴三脉之交会穴。《针灸甲乙经》有"惊不得眠，三阴交主之"，用补法以养五脏之阴。二穴相配，可达到潜阳之目的。攒竹、太阳二穴为配穴。

案3：江某，46岁，病历号87658。1965年就诊。

头昏、失眠5年，腹泻、阳痿4年余。1950年开始经常头晕、

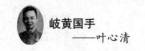

失眠，1957年出现腰部轻微疼痛。1961年腰痛明显加重，伴大便溏泄，阳痿，小腹部发凉，脐下阵痛，心慌气短。

取穴：双侧足三里，气海，留针30分钟。

按： 本案病症主要表现为头晕、阳痿、便溏。此三症归结于肾脏功能不足。经云："髓海不足则脑转耳鸣。"肾虚泄泻，病本在命门火不足，使肾司二便的功能不足。《症因脉治》说："肾虚泻之因，真阳不足，肾经虚寒，火不能生土。"肾者封藏之本，虚则关门不利，故大便溏泄。肾主生殖，《景岳全书》言："凡男子阳痿不起，多由命门火衰，精气虚冷，或七情劳倦，损伤生阳之气，多致此症。"

综上所述，本案病本在肾。肾藏先后天之精，后天之精依赖中土所化生的水谷之精不断充实。后天之精来源匮乏，先天之精无以填充，必见肾虚之证。故取胃之合穴足三里。足三里主治肠鸣、腹痛、泄泻之症，故取其以健中土，为肾补充后天之精。气海穴为任脉穴，任脉起于胞中属肾，气为阳，取其可补先天之肾阳不足。

3. 痿证

潘某，男，24岁，1954年11月10日来诊。两小腿作痛一年余，微发热，走路即软麻。针刺足三里、阳陵泉、三阴交。

1954年12月5日复诊：两小腿作痛，发热，麻软。针刺足三里、三阴交、中脘、攒竹。

1955年2月5日三诊：两小腿作痛一年余，行久发热，软麻，头晕。针刺三里、阳陵泉、三阴交、风池。

1955年2月22日四诊：两小腿发热作痛一年余，肌肉现萎缩。针刺足三里、委中、三阴交。

1955年5月23日五诊：两小腿发热，发软，发麻。针刺足三里、三阴交、曲泉、中脘、曲池、风池。

1955年6月29日六诊：两小腿作痛，发热，发软，发麻，头晕。针刺足里、曲泉、三阴交、期门、风池。

1955年7月19日七诊：两小腿发热，发软，发麻。针刺足三里、三阴交、曲泉、中脘、腰眼。

按：此患主要临床表现为两小腿痛、热、软、麻。《素问·痿论》言："阳明虚则宗筋纵，带脉不引，故足痿不用也。"故有"治痿独取阳明"之说。盖因"阳明者，五脏六腑之海，主润宗筋，宗筋主束骨而利机关也"。叶氏选穴不离足阳明经，始终以足三里为主穴；因脾胃同主肌肉四肢，故又不离三阴交为辅助。然后根据病情变化取筋会之阳陵泉、腑会之中脘、膀胱经合穴之委中、肝经合穴之曲泉、手阳明大肠经合穴之曲池，总为加强筋肉之力而设。

4. 痹证

李某，男，1954年11月25日来诊。右肩肘作痛，肝旺血虚生风，拟以养血之法为治。针刺肩髃、曲池、外关、合谷。内服中药，处方：赤芍18g，白芍2.1g，独活3g，橘络9g，川芎6g，甘草2.4g，制乳香3g，云茯苓15g，伸筋草15g。

按：此为针药结合治案。金针以祛风通络为法，药以养血通络止痛为主。肩髃、曲池位于肩肘局部，加上合谷，三穴均为手阳明大肠经腧穴，阳明为多气多血之经，针之既可益气养血，又可行气活血，通经止痛。外关为手少阳三焦经络穴，有通经活血之功，可治肘臂疼痛。

第四章
针 药 临 证

　　叶心清为临床大家，不仅治疗常见病、多发病如探囊取物，即便遇疑难杂症、危急重症亦可力挽狂澜。其辨证之准确，立法之灵活，处方之严谨，用药之精当，确为楷模。而且他常针药并施，相得益彰。本章从其诸多验案中撷取针药配合之部分医案，从中可窥叶氏治疗之精彩。

一、慢性胃炎

霍某，42 岁，病历号 2930。

胃脘闷胀痛楚 1 年，于 1964 年 1 月 24 日来院诊治。

患者每于下午及饮食后胃脘部闷胀痛楚已逾 1 年，食欲不振、大便不成形，两腿酸软，全身乏力，时有头痛，心烦寐差，每因劳累过度、情绪紧张或饮食不节而致病情加重。病后体重减轻 5kg 左右。西药治疗 2 个月，未见效果。

检查：精神较差，营养欠佳，上腹部有轻度压痛。胃液分析示胃酸增高，X 线钡餐造影示胃部有炎性灶。苔薄淡黄，脉弦细。

诊断：慢性胃炎。

辨证：木旺乘土。

治法：抑木扶土，针药并施。

处方：竹柴胡 24g，潞党参 9g，茯苓 9g，广陈皮 3g，砂仁 3g（打），吴茱萸 3g，黄芩 3g，泽泻 3g，炒麦芽 6g，瓦楞子 12g（打），防风 3g，炒枣仁 12g，夜交藤 30g。

针刺双侧足三里，留针 30 分钟，点刺大椎、右期门、中脘、神门。

结果：上方每日 1 剂，水煎分 2 次服，针刺隔日 1 次。1 周后腹胀明显减轻，但胃脘痛无变化。将原方改为 2 日 1 剂，即每日服 1 次，每剂分 2 日服，连用 2 周，胃脘痛亦大减，食量增加。再服原方 1 个月后症状完全消失，消化功能恢复正常，大便成形，夜寐好转。共服药 28 剂，针刺 6 次而愈。

按：慢性胃炎以胃脘部痛胀和消化不良为主要表现，为常见多发病，根据起病情况分为原发和继发两种。慢性胃炎属中医学"胃脘痛""痞证"范畴。其原因有两大类：一是情志不畅，肝气犯胃；二是饮食不节，胃失和降。辨证分虚实两类，实证重在肝

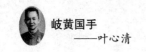

郁气滞和湿热内蕴，虚证多见胃阴不足和中焦虚寒。叶氏治疗慢性胃炎，非常重视整体观，认为病在胃，治在肝，因情志波动是其总因，从调肝着手，药疗、意疗并进，才是取效之道。

本例虽见食欲不振、便不成形、腿软乏力等脾胃虚弱的表现，但叶氏抓住脘部闷胀、头痛、心烦失眠和脉弦诸般肝郁木旺之症，分析病机，土弱系木旺所乘，故治重抑木以扶土。投竹柴胡、防风来抑木，实为独到之处。吴茱萸、黄芩一热一寒配为药对，也具特色，既可疏肝清肝，善解厥阴之滞，又可暖脾和胃，振奋中土使其健运，专治呕吐吞酸之症。叶氏治大便不成形善用泽泻，考泽泻乃甘淡利水渗湿之品，渗去其湿，热随其泄，利其溲而实其便矣。心烦不得眠，系心肝不宁所致，重用炒枣仁，配以夜交藤（两者均可用到30g）最为切合，因两味均入心、肝之经，既养肝又宁心，常收安眠之效。为减轻胃脘负担，改为每日服药1次，每剂分2日服，脘痛遂大减，这也是叶氏治疗胃病的特色所在。

二、胃溃疡

吴某，男性，45 岁，病历号 3170。

胃脘疼楚，腹部作胀 3 周，于 1956 年 5 月 24 日来院诊治。

患者胃脘部阵痛已 3 周，伴有腹部胀满，嗳气吞酸，呕吐频作，但与饮食无明显关系，发作时间也无规律。初发时曾有柏油样大便，并呕吐咖啡色物。食欲不振，大便干结，2～3 日一行，神疲乏力，消化不良症已多年。

检查：慢性病容，营养不良，消瘦体型，体重 44.5kg，血压 112/78mmHg。心音低弱，两肺呼吸音减弱。腹部凹陷，上腹正中压痛明显，反跳痛（–），肝脾未触及。大便化验潜血强阳性，血、尿常规化验无异常。上消化道钡餐造影发现胃小弯处有

2.5cm×1.0cm 大小之龛影。苔黄燥，脉弦大无力。

诊断：胃溃疡病。

辨证：脾胃虚弱，肝郁化火。

治法：清肝健脾。

处方：浙贝母 18g，菊花 12g，蒲公英 18g，夏枯草 12g，枳壳 4.5g，橘络 9g，茯苓 12g，白芍 12g，金银花 18g，天花粉 21g，丝瓜络 12g，生甘草 2.4g。

针刺大肠俞、胃俞、肝俞、内关、足三里、上脘、中脘，每次酌取 2～3 穴，平补平泻，留针半小时。

上方每日 1 剂，水煎分 2 次服，隔日针刺 1 次。针药 2 周后，胃脘痛、腹部胀满、嗳气吞酸均有减轻。食欲增加，大便转润，每日 1 次。将原方去菊花、枳壳、金银花、夏枯草，加党参 12g，半夏 9g，炒鸡内金 6g，续服 12 剂，针刺同前。

治疗后胃痛腹胀、嗳气吞酸诸症基本消失，食量较前增加一倍，精神好转，上腹部压痛明显减轻，脉象较前有力。肝郁渐疏，肝火得清，改投补中健脾处方如下：

潞党参 15g，云苓 15g，杜仲 12g，广陈皮 6g，丝瓜络 12g，法半夏 12g，於术 9g，蒲公英 18g，炒麦芽 12g，炒鸡内金 9g，甘草 2.4g。

上方每日 1 剂，水煎分 2 次服，针刺同前，隔日 1 次。

继治半个月后，精神、食欲明显好转，食量增加 2 倍，心音有力，上腹压痛消失，大便潜血转阴，体重增加 2.5kg。

再将上方去法半夏、蒲公英、丝瓜络，加浙贝母 12g，巩固疗效。再服 8 剂后停服汤药及针刺，以香砂六君子丸善后，每日服 2 次，每次 3g。共服 20 天，复查 X 线上消化道钡餐造影，结果示胃小弯溃疡面完全愈合。

按：溃疡病包括胃、十二指肠溃疡，主要表现为上腹部反复发作性、周期性及规律性的疼痛。胃溃疡疼痛多在餐后半小时

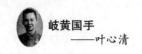

至2小时出现。十二指肠溃疡疼痛多在餐后3～4小时出现，并持续至下次进餐，称为空腹痛。常伴嗳气、泛酸、恶心、呕吐等消化症状，重者合并呕血、便血。溃疡病属中医学"胃脘痛"范畴。其因有三：多为情志波动，肝气犯胃；次为饮食不节，损伤脾胃；再次为气候骤变，寒中脾胃。其证分虚实两类，虚者多见脾胃虚寒，实者常为肝气犯胃。其治或温中健脾，或疏肝和胃。叶氏认为，溃疡病病发在胃，其因在肝，一方面肝郁化火，一方面阴虚肝旺，两者均可乘土而发为溃疡。另外，在胃应注意浊阴犯胃。所以，治溃疡病多用三法：清肝、滋阴、化浊。

　　本例初诊，虽有纳差脉虚、神疲形瘦等脾胃虚弱之征，但见嗳气吞酸、腹部胀满、呕吐频作、便干苔黄、脉弦且大等肝郁化火之象，属木旺乘土，不宜过早投补，只当清肝解郁为先，故以蒲公英、夏枯草、菊花清肝火，橘络、丝瓜络、枳壳行气郁，但虑及脾胃之虚，清肝不宜过用苦寒，行气又恐香燥伤津，故佐金银花、浙贝母、天花粉，既清热又生津。服药后肝火既清，肝郁得疏，此时再投补中健脾方，以六君子为基础方，以於术克服白术之燥，用杜仲益火生土，增加健运之力，反佐蒲公英、丝瓜络，兼及肝郁化火之因，药简意深，切中辨证。针刺取穴胃俞、肝俞疏肝和胃；大肠俞行气通便；内关善治胸闷脘胀，有行气降逆之功；足三里健脾和胃，补益正气；上脘、中脘为局部取穴，调和脾胃，行气止痛。纵观处方，以健脾和胃、补益中焦为主，兼以疏肝行气，与药物配合，相得益彰。最后以香砂六君子丸善后收功，而愈胃小弯溃疡。

三、神经性呕吐

　　蒙古国外宾，女性，43岁。

　　胃痛、呕吐4年。患者自1955年开始出现胃脘部隐痛，每在饮食或进油腻食品后发作。1956 年检查胃液，胃酸度降低，当时诊断为"慢性胃炎"，曾用各种西药治疗无效。1958 年始胃脘痛加剧，食后呕吐，曾到苏联温泉治疗 45 天，当时有效，但数月后病情又加剧，嗣后几乎每餐后必吐，呕吐物均为所进之食物，多次行上消化道钡餐造影检查仅见十二指肠轻度郁滞，余无异常可见，当时又伴有妊娠，于 1959 年 2 月 3 日行人工流产以终止妊娠。人流术后胃脘胀痛渐减，但呕吐如故。因此于 2 月 25 日来友谊医院住院治疗。当时大便秘结，情绪激动，时哭时笑，因畏惧呕吐而不敢进食。经使用各种镇静解痉药物治疗，均无效果。以后逐渐加重，发展到每半小时呕吐 1 次，于 3 月 15 日邀请叶心清会诊。

检查：发育营养尚佳，全身无明显阳性体征，血、尿、便化验均正常。胃液分析，游离酸为零，上消化道钡餐造影无异常，胆汁引流较混浊，但检查正常。舌上无苔，两关脉沉弦。

诊断：神经性呕吐。

辨证：肝胃失和，气郁化火。

治法：泻肝降逆，和胃止呕。

处方：朝鲜参 9g（另煎兑服），干姜片 9g，条黄芩 6g，川黄连 2.4g，胎盘粉 3g（吞服）。

针刺：足三里、中脘、期门，平补平泻。

上方每日 1 剂，水煎分 2 次服。针刺隔日 1 次。

上方服 4 剂后，呕吐未减，改服下方：

西洋参 6g（另煎兑服），麦冬 12g，白芍 12g，条黄芩 6g，银柴胡 3g，木香 2.4g，蒲公英 12g，茯苓 12g，吴茱萸 3g，川黄连 2.1g，炒麦芽 6g，炒鸡内金 6g，橘络 3g，甘草 1.2g。

每日 1 剂，水煎分 2 次服。服 2 剂后，呕吐次数及呕吐量均减少。上方加银柴胡 3g，干姜片 3g，一剂服 2 日。4 天后每日呕吐量减少为 250mL，再服 8 天后呕吐停止，心情愉快，纳谷渐

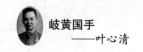
增，微感头痛及左上肢酸痛，脉弦也减。加针印堂及左侧肩髃、曲池，5次后头痛及左上肢酸痛消失。

上述针药并用，共治疗26天，肝胃得和，胃气得降，诸症消失。嘱继续服胎盘粉，每日3g，共服百日。半年后呕吐未再发作，情况良好。

按：神经性呕吐属中医学"呕吐""反胃"范畴。叶氏认为其临床表现有虚实之不同，究其病因亦有寒热之区别。虚者或系胃阴耗伤，或因土弱火衰，以致食入不化而反出；实者或因气郁化火，或由积滞内停，造成胃失通降而上逆作吐。辨证分清虚实寒热，临证方能遣方用药。

本例呕吐频作，日渐加重，大便干，性情躁，舌无苔，脉沉弦，均为肝郁化火、胃失和降之征。故治重在泻肝降逆，投连理汤、左金丸化裁，辛开苦降，清肝和胃，降逆止呕，并佐养阴益胃之品。综观全方，其特色在于以蒲公英、银柴胡、黄芩清肝，麦芽、鸡内金、木香和胃，干姜、吴茱萸、川黄连辛开苦降，麦冬、白芍养阴，西洋参、胎盘养胃。衬用橘络来顺气通络，《本草纲目拾遗》云其"通经络滞气脉胀"，气行血行，利于降胃气。

叶氏认为，反胃必须配合针刺，针足三里、中脘调胃理气，刺期门平肝降逆，方能提高药效。以少量胎盘粉缓补胃气，巩固疗效。

四、肠痉挛

沈某，46岁。

因发作性腹部剧痛27年，于1959年7月入住北京某医院，该院于8月5日邀叶心清会诊。

患者回忆，自1932年以来，每年均有数次腹痛阵作，初因

症状不重而未加注意。自 1958 年以来发作频繁，甚至隔 1～2
天即发作 1 次，每以用脑过度或烦急为发作诱因，疼痛常以心窝
部及左下腹为著，甚则满腹剧痛，多为持续痉挛性绞痛，且日渐
增重，最后常需使用麻醉剂方可止痛。腹部喜温热及按压，食纳
不佳，夜寐不安，小便短黄，大便尚调。曾在国内多家医院及苏
联治疗，均未根治。

检查：腹软，未触及肿物或包块。肠鸣音亢进。胃肠钡餐造
影显示有肠痉挛，肝功能及其他各项化验检查均正常。苔白而
燥，脉象沉弦，尤以肝脉为著。

诊断：肠痉挛。

辨证：寒凝气滞，蕴热扰心。

治法：理气散寒，清热宁心。

处方：竹柴胡 6g，吴茱萸 4.5g，茯苓 12g，厚朴 6g，花椒
2.4g，肉桂 3g，川楝子 12g，小茴香 3g，川黄连 1.8g，白芍 12g，
泽泻 4.3g，黄柏 6g，甘草 3g。

上方每日 1 剂，水煎分 2 次服。共服 2 剂后腹部剧痛即止，
偶有肠鸣，足心热胀、麻木，夜寐仍差，舌脉无变化。嘱上午服
原方，下午服清热宁心方。处方如下：

银柴胡 6g，知母 9g，麦冬 12g，蒲公英 18g，茯苓 15g，炒
枣仁 12g，夜交藤 30g，远志 6g，橘络 9g，炒麦芽 9g，冬瓜皮、
子各 12g。

针刺双侧三阴交，留针 30 分钟，再点刺中脘、右期门、
神门。

上方每日 1 剂，水煎分 2 次服，针刺隔日 1 次。针药并治 20
天后，病情大有好转，仅偶感腹部不适，两足心热胀、麻木均见
减轻，苔薄白不燥，脉弦渐平。停止针刺，仍按前法，上下午交
替服汤药 2 个月后，诸症悉除。为善其后，以调肝补肾、安神健
脾立法，配服膏剂，处方如下：

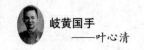
熟地黄300g，杜仲180g，桑寄生150g，何首乌180g，炒枣仁180g，泽泻60g，牛膝120g，茯苓180g，青皮60g，薏苡仁240g，麦冬150g，蒲公英180g，竹柴胡30g，炒鸡内金60g。

上方浓煎，以白蜜125g收膏，每次半汤匙冲服，每日2次。半年后追踪随访，情况良好，腹痛未再复发，坚持正常工作。

按： 肠痉挛常导致腹痛阵作，其苦难忍，属中医学"腹痛"范畴。一般认为实者为"不通则痛"，由气滞、血瘀、寒凝、虫积、食阻引发；虚者为"不荣则痛"，由气虚、血亏造成。临床单纯者易治，夹杂者难疗。

本例腹部剧痛已逾27年，属难治病。其发作与用脑过度和恼怒等因素有关，再观苔白燥，脉沉弦，属气滞无疑。其痛喜温恶冷，定有寒凝。痛时喜按，食纳不佳，脉象见沉，又兼健运无力，然足心热胀、麻木，小便短黄，夜寐不安，苔燥无津，必有蕴热而且扰心。此等虚实夹杂、寒热错综之证，治疗非常棘手。叶氏认定为实多虚少、寒重热轻之病机，立法以理气为主，寒热兼顾，而且采用上午服理气散寒方，下午服清热宁心方，颇具特色。

理气用竹柴胡。竹柴胡又名竹叶柴胡，为带根的全草，专理气止痛，优于南北柴胡，配川楝子、厚朴行气而通，通则不痛。散寒用花椒，花椒最佳者产于四川，故又名川椒、蜀椒，乃温中散寒止痛之良药，主治胸腹冷痛。《本草纲目》谓其"散寒除湿，解郁结，消宿食，通三焦，温脾胃"。配吴茱萸、小茴香、肉桂，助其温中之力，散寒凝而疗腹痛。清热用蒲公英，其性寒而清热毒，其味苦而和胃气，是一味既清热又解毒、既散结又养胃的妙药，为叶氏所喜用。于组方中再配银柴胡，"退热而不苦泄，理阴而不升腾"，知母"止虚劳之热，滋化源之阴"，麦冬"润燥滋阴，清金降火"，加之冬瓜皮、子渗热于外，其清热之功相当全面。宁心用炒枣仁，其入心、肝两经，既可宁心，又能养肝，是治疗"心烦不得眠"的要药。《本草图解》云："酸枣仁味酸性收，故其主治多在肝、胆二经。肝虚则阴伤而烦心不卧；肝藏魂，卧则魂归于肝，肝不能藏魂，故目不得瞑。枣仁酸味归肝，肝受养，故熟寐也。"再配远志、茯苓、夜交藤，则宁心之力大增而安神除烦。

三阴交系肝、脾、肾三阴经之交，针刺留针，通调肝、脾、肾经气，利于寒散气行热除，点刺中脘助中焦健运，右期门以疏肝，神门宁心以增药力，这也是叶氏治疗疑难病的善用方法。

如此久达 27 年的痼疾，经针药并治 20 余日而缓，但因虑及久病气血已伤，为巩固疗效及病后调理，改服中药膏剂善后，立法从肝、脾、肾着眼。调肝用竹柴胡、蒲公英、青皮等，健脾用茯苓、薏苡仁、炒鸡内金，补肾用熟地黄、杜仲、何首乌、牛膝等，再佐以宁心的炒枣仁，以白蜜收膏，坚持每日调服。半年后追踪，痼疾终于根治。

五、慢性肠炎

许某，19 岁，病历号 27889。

因腹泻半年，于 1959 年 5 月 27 日来院诊治。

患者半年前发热腹泻，服药后热虽退，但腹泻不止，每日 3～4 次，伴有腹痛腹胀，但无红白黏液。曾服用多种抗生素和维生素治疗，均无显效。多次大便培养均为阴性。近 1 个月来服用附子理中丸，开始稀便能止，但不巩固，随后大便仍稀，且腹痛绵绵，有时延及脐周，且腹胀肠鸣，口渴多饮，纳眠尚可。

检查：心肺正常，腹平软，脐周轻度压痛。苔薄淡黄，脉沉滑（右反关）。

诊断：慢性肠炎。

治法：清热利湿，健脾养胃。

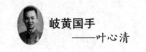

处方：苍术 12g，川黄连 3g，黄芩 6g，蒲公英 18g，潞党参 15g，干姜片 12g。

针刺双侧足三里，平补平泻，留针 30 分钟，刺中脘，灸神阙。

上方每日 1 剂，水煎分 2 次服，针灸隔日 1 次。治疗 8 天后，脘腹胀痛大减，大便转为溏薄。继续治疗半个月后，上腹部仅偶感轻微胀痛。但治疗过程中又突发肠鸣水泻，每日 3～4 次，伴有不消化之食物残渣，溲黄，口渴多饮，苔淡黄，舌尖红，脉滑。再以原方出入，佐以补肾消食之品，处方如下：

潞党参 15g，干姜片 12g，黄芩 6g，川黄连 3g，苍术 12g，蒲公英 18g，杜仲 12g，菟丝子 6g，山楂 6g，茯苓 12g，鸦胆子 30 粒（吞服）。

上方每日 1 剂，水煎分 2 次服。服 4 剂后，大便转成糊状，每日 2 次，未见食物残渣，肠鸣、脘腹胀痛均减轻。再以健脾补肾、涩肠止泻为法续进，处方如下：

潞党参 15g，白术 12g，茯苓 15g，杜仲 12g，广陈皮 6g，法半夏 12g，炙粟壳 9g，甘草 3g。

上方每日 1 剂，水煎分 2 次服。共服 4 剂后，大便已正常，腹痛止，腹胀消。继服香砂六君子丸 120g，善后共 5 周，一切恢复正常。

按：慢性肠炎指排便次数增多，粪便稀薄，甚至泻出如水样而言。本病属中医学"泄泻""久泄"范畴，大便溏薄而势缓者为泄，大便清稀如水而直下者为泻。《景岳全书》云："泄泻之本，无不由于脾胃。"一般中医将"久泄"辨为感受外邪、食滞肠胃、肝气乘脾、脾胃虚弱和肾阳虚衰五类，但临床常虚实夹杂，寒热错综，特别是脾虚与湿热兼夹，治疗就更显棘手。叶氏处理此类难治症，主张补虚不可纯用甘温，以防生湿，祛湿不能一味香燥，以免伤脾，宜寒热并用，清中寓补，抓住清利湿热，佐以健脾养胃，方为至治。

本例初期外感表邪而发热腹泻，治疗后表邪虽解而热退，但肠中湿热未清，故脘腹胀痛，泄泻不止。前医误认为系脾胃虚寒所致，投以附子理中丸，留连未尽之湿热得附片之刚燥，以致腹痛绵绵不止，时有加剧，而腹胀肠鸣、腹泻反增，此乃误治。叶氏抓住湿热与脾虚交错之难点，遵古训，守《伤寒论》干姜黄芩黄连人参汤原方之意，以清利湿热立法，佐健脾养胃。其中苍术燥湿健脾，茯苓渗湿健脾。针对湿邪一燥一渗，既祛邪，又健脾，全方清中寓补，燥湿不过。

叶氏在本例组方中还有四处独到：一是巧用蒲公英，其性味甘苦寒，入肝、胃两经，既可清热利湿，又能养胃和胃。二是吞服鸦胆子。鸦胆子性味苦寒，入肝、大肠两经，功专清肠化湿。三是佐以健脾补肾的杜仲、菟丝子、茯苓之类。菟丝子为补肝肾要药，益阴而能固阳，且健脾止泻。茯苓健脾渗湿，脾运得健，湿邪渗出。杜仲亦善补肝肾，叶氏见脾虚诸证，除重用健脾之品外，常配生杜仲一味，既有益火生土之意，增强健运之力，又因杜仲性温而不燥，不伤真阴，更不恋湿邪。此佐一则利于恢复脾虚失健，二则利于清化肠中留连未尽之湿热，实为胆识之举。四是针药并施。胃肠消化道病，叶氏主张针药并施，以增药力，一般是针双侧足三里，留针30分钟，起针后刺中脘，有木旺者刺期门，脾虚者灸神阙。

六、慢性肝炎

林某，36岁，病历号31131。

因右上腹疼痛、疲乏无力约1年，于1960年6月13日来院诊治。

患者自1959年以来常感疲劳，继而右上腹作痛，劳累后加

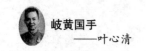

重，疼痛常延及右腰及后背，每到午后腹胀矢气，食欲不振，消化欠佳，但无恶心呕吐。午后烦躁，手心发热，夜寐较差，入睡困难，口干欲饮，小便黄少，大便正常，偶不成形。在北京多家医院诊治，一致认为"慢性肝炎"，查肝功能时好时差。曾服西药保肝药和200余剂中药，疗效均不显著。

检查：面色萎黄，但巩膜及皮肤均无黄染，精神较差，腹软，肝在肋下一横指，质稍硬，有压痛，右腰部轻度叩击痛。苔黄白燥，较腻，舌质稍红，脉沉细。

诊断：慢性肝炎。

辨证：阴虚血热，肝郁脾虚。

治法：养阴清热，调肝健脾。

处方：银柴胡3g，白薇6g，生地黄21g，白芍12g，蒲公英12g，天冬12g，橘络3g，潞党参12g，炒麦芽6g，炒鸡内金6g，青皮6g，保和丸3g。

针刺双侧足三里，平补平泻，留针30分钟，点刺右期门、中脘。两胁下及右腰部叩打梅花针。

上方每日1剂，水煎分次服，保和丸每次3g，午、晚饭后即服；针刺隔日1次。针药并治10天后，手心发热消失，烦躁腹胀减轻，尿黄色变浅，精神好转，入睡困难缓解，但胁痛如旧，无明显减轻，苔转成淡黄而薄，脉沉细而弦。虚热渐清，但肝郁未疏，加重调肝理气之力续进，处方如下：

银柴胡3g，蒲公英12g，青皮6g，白芍12g，黄芩9g，吴茱萸6g，车前子6g（包），香附米9g，炒麦芽12g，枳壳4.5g。

上方每日1剂，水煎分2次服，保和丸仍照前法进服，停针刺。服药7剂后胁痛开始减轻，腹胀矢气均缓，已知饥饿，仍有右腰、后背疼痛。再进7剂，肝区疼痛已不明显，仅偶有隐痛，胃纳增加。再以前方加潞党参12g，川芎9g，白术9g，夏枯草9g，炒鸡内金9g。续服12剂后，胁痛、腹胀、矢气均消失，右腰部亦无叩击痛，苔薄淡黄，脉沉但有力，复查肝功能已正常。为巩固疗效，上方隔日1次，再服1个月。

按： 慢性肝炎是由病毒引起的肝脏实质细胞变性、坏死和炎症反应，临床表现为胁痛腹胀、神疲乏力、纳差厌油。本病属中医学"胁痛""黄疸"范畴，一般责之于肝胆湿热。

本例胁痛腹胀，纳差神疲，脉象沉细，舌苔稍腻，均为肝郁脾虚之故。然手心发热，午后烦躁，口干欲饮，入睡困难，舌质稍红乃阴虚血热之因。叶氏抓住阴虚肝郁两个错杂的病机，先养其阴，后调其肝，养阴时佐和胃，调肝时配清热，最后加重健脾和胃之力而收功。立法严谨，用意奇特而疗效卓然。养肝阴叶氏重用生地黄，再加天冬和白芍。阴虚者必有内热，故养阴时毋忘清热，清热投银柴胡、白薇和蒲公英，均属特殊用药。稍佐青皮、橘络调肝，加一味党参健脾，以保和丸、麦芽、鸡内金和胃。全方突出养阴清热，又顾及调肝健脾，既有重点又全面，可见构思之奇。药后虚热渐清，及时加重调肝理气之力，投香附、枳壳，并配吴茱萸、黄芩辛开苦降，丝丝入扣，疗效明显，最后以健脾和胃收功。叶氏辨证治愈慢性肝炎，确有新意。

七、风湿性关节炎

案1： 李某，52岁，病历号62484。

双膝及肩关节疼痛，怕凉2年，于1963年10月7日来院诊治。

患者两年来双腿酸困不适，伴有痛楚，局部怕凉，并见小腿凹陷性浮肿。1年来延及肩关节亦痛，近半年又增腰痛，以右侧为重，活动受限，二便调，口不干，纳眠正常。

检查：苔薄白，脉沉细弦。

诊断：风湿性关节炎。

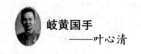

辨证：气血两虚，寒湿阻络。

治法：补气养血，温化寒湿。

处方：制附片9g（先煎30分钟），生黄芪18g，桂枝4.5g，白术9g，杜仲9g，羌活、独活各4.5g，秦艽6g，薏苡仁24g，黄柏4.5g，泽泻4.5g，甘草2.4g。

针刺足三里、鹤顶、曲泉、肾俞、命门、大肠俞、阳陵泉、肩髃、肩井，每次轮换取3～4穴，留针30分钟。

上方每日1剂，水煎分2次服，针刺隔日1次。针药并进9天后，腰膝及两肩关节疼痛逐渐好转，活动得便。继续诊治1个月，除偶在气候转凉时感觉不适外，疼痛浮肿均已消失，

按：风湿性关节炎属中医学"痹证"范畴。《素问·痹论》曰："风寒湿三气杂至，合而为痹也，其风气胜者为行痹，寒气胜者为痛痹，湿气胜者为着痹也。"《金匮要略》称本病为"历节"，主张寒湿用乌头汤、风湿用桂枝芍药知母汤。《济生方》以虚立论，"皆因体虚，腠理空疏，受风寒湿气而成痹也"。中医治痹，一般行痹者祛风活络，痛痹者散寒活络，湿痹者化瘀通络，久痹者补肾通络。叶氏认为，治疗痹证，不能单纯祛风、散寒、利湿，应当固本兼标，针药并用。本虚者从补气养血、补益肝肾着手；标实者抓住湿阻病机，温化利之。针刺常以主穴留针30分钟，配穴点刺，以便疏通经络，调畅气血而助药力。

本例关节疼痛2年，活动受限，脉象沉细，久病气血两虚无疑。关节局部发凉，小腿浮肿为寒湿阻络的表现。组方时用生黄芪、白术补养气血，杜仲益火生土，增强健脾补气之力。以附片、桂枝、薏苡仁温化寒湿，加黄柏苦寒反佐以防温通太过，又能除湿，投羌活、独活、秦艽、泽泻意在利湿。全方顾本兼标，再配针刺，足三里、鹤顶、曲泉、阳陵泉均在膝关节附近，肩髃、肩井均在肩关节附近，命门、肾俞、大肠俞均在腰部，为局部取穴，可疏通经络，缓解局部疼痛。足三里、大肠俞又可调理

肠胃，肾俞、命门又可补肾助阳。主穴合用，可促生化之源，补气养血，扶助正气，配合药物治疗，对证切题而奏效。

案 2：黄某，19 岁，病历号 47299。

膝、肘关节疼痛多年，加重半年，于 1963 年 2 月 30 日来院诊治。

患者多年来两侧膝、肘关节常有疼痛。半年前去四川学习，当地气候潮湿，又常淋冷水浴，以致关节疼痛加重，甚至不能起床活动。经住院治疗后疼痛虽有缓解，但两肩、髋、腰、膝部仍常作痛，稍有活动则疼痛加重。

检查：苔淡黄，脉沉滑。

诊断：风湿性关节炎。

辨证：肝肾不足，寒湿阻络。

治法：强壮肝肾，燥湿散寒。

处方：杜仲 12g，桑寄生 12g，桂枝 4.5g，老鹳草 18g，苍术 9g，薏苡仁 24g，桑枝 21g，鸡血藤 18g，天花粉 24g，广陈皮 3g，黄柏 4.5g，羌活、独活各 6g，甘草 6g。

针刺足三里、曲泉、鹤顶，留针 30 分钟，点刺肾俞、曲池、肩髃。

上方每日 1 剂，水煎分 2 次服，针刺隔日 1 次。针药并治 1 周后，膝关节疼痛大减，半个月后肩肘关节痛楚减轻，但每当气候转凉或阴雨天时，关节疼痛仍重。继以原方加怀牛膝，腰部外贴虎骨追风膏治疗，针刺同前。

针药并进一个半月后，关节疼痛基本解除，后感冒一次，仅自汗多，关节不疼，将原方去苍术、薏苡仁、天花粉，加黄芪 24g，防风 4.5g，白术 12g，水煎服，改为 2 日 1 剂。共治 3 个月，服药 49 剂，针刺 28 次，症息病愈，追踪观察半年，未再复发。

按：本例多处关节疼痛，且有受凉着湿史。叶氏认为肾主

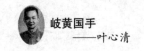

骨，肝主筋，筋骨寒湿之邪皆因肝肾不足，方得以乘虚而入，所谓"邪之所凑，其气必虚"也，故燥湿散寒之治必在强壮肝肾的前提下方能获效。杜仲、桑寄生皆为补肝肾、强筋骨之药，此处选用为顾本之治也。寒湿阻络用苍术配薏苡仁去之，苍术燥湿，薏苡仁渗湿，再佐以桂枝温通，陈皮理气，鸡血藤舒筋，羌活、独活通痹，老鹳草通络。针刺则取足三里健运中焦、益气养血，曲泉、肾俞补益肝肾、强壮筋骨，鹤顶、曲池、肩髃均有疏通局部经络气血之功。如此针药合用，湿邪得除，寒气得散，经络得通，寒湿阻络何以再存，通则不痛，多处关节痛楚皆止。

《类证治裁》云："初因风寒湿邪，郁痹阴分，久则化热致痛。"表明痹证病久，必有化热之势，本例苔见薄黄，也证实此论，故投天花粉、黄柏。肾俞、曲池、肩髃点刺放血，既祛湿又清热，为叶氏组方施术整体观念的充分体现。

八、类风湿性关节炎

朱某，女，42 岁，病历号 01637。

因两膝关节疼痛 10 余年，肩、肘及腰痛 3 年，于 1962 年 7 月 12 日来院诊治。

患者于 1950 年冬季去匈牙利工作，当地气候潮湿，多阴雨，又因产后着凉而引起两膝关节肿胀疼痛，经理疗后疼痛减轻，但未尽除。关节局部怕凉，遇寒则疼痛加剧，关节活动不灵活。1959 年起两侧肩、肘关节及腰部也开始疼痛，以左侧为重，且活动时关节内有响声，下肢轻度浮肿，肢体无力，行走和书写均感困难。查 X 线片后诊断为"类风湿性关节炎"，食欲、睡眠尚可，口不干，二便调，曾经人工流产 5 次。

检查：血压 95/65mmHg，两膝关节活动时有声响，两下肢轻度凹陷性水肿，关节活动范围尚正常，无僵直变形。查类风湿因子阳性。苔薄白，脉沉细。

诊断：类风湿性关节炎。

辨证：正气不足，风寒阻络。

治法：气血双补，肝肾并举，佐以活络。

处方：制附片 9g（先煎 30 分钟），生黄芪 15g，当归 9g，桑寄生 12g，怀牛膝 6g，桂枝 3g，老鹳草 15g，干地龙 3g，桑枝 12g，羌活 3g，广陈皮 3g，甘草 6g。

针刺足三里、肩髃，左右轮流取穴，留针 30 分钟，点刺曲池、膝眼、鹤顶。

上方每日 1 剂，水煎分 2 次服，针刺隔日 1 次。针药并施 4 周后，关节疼痛大有好转，一般情况下各关节已基本不痛，仅天气变化时稍感不适，下肢浮肿消退。为巩固疗效，改服活络丹，每日 2 次，每次半粒。追踪观察 2 年，未复发。

按：类风湿性关节炎以小关节肿胀疼痛为主要表现，可累及多个关节，呈对称性，有明显活动障碍，逐渐关节强硬甚至变形强直，血液检查类风湿因子阳性。本病属中医学"历节风""痹证"范畴。由于正气不足，感受风寒湿邪，稽留不去，气血瘀滞，经络痹阻，不通则痛。中医治疗常常遵循扶正祛邪的法则。叶氏认为，本病反复发作，病程缠绵，属难治之症。由于久病伤正入络，其治更应在调补正气的基础上祛邪，并佐活络之品，再以针刺并施，方能取效。扶正应当气血双补、肝肾并举，活络当用干地龙、老鹳草，针刺应取足三里。在取效后务必重视善后巩固，以防复发。

本例病程 10 余年，又曾经人工流产 5 次，肢体无力，脉象沉细，足见正气已虚。患者有着凉受寒史，风寒乘虚侵入，痹阻经络，不通则痛，故膝、肩、肘关节多处及腰部疼痛。用生黄芪、当归气血双补，桑寄生、牛膝肝肾并举，以扶正培本；佐以干地龙、老鹳草活络，附片、桂枝散寒，羌活祛风。再配以局部

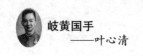
腧穴针刺或点刺，更加足三里补气养血，疏通经络。扶正祛邪、针药并施，切中病证，痼疾得除。

九、肩关节周围炎

高某，43 岁，病历号 00430。

因左肩关节疼痛 2 年，于 1961 年 6 月 8 日来院诊治。

患者 2 年前无明显诱因出现左肩关节疼痛，夜间尤甚，肩关节活动时内有响声，外展外旋、后伸活动均受限，阴雨天气疼痛加重。近 1 个月来左腿外侧发麻，腰酸无力，畏寒喜暖，口干喜热饮，大便 3～4 天一次，但质不干，成形，小便自调。

检查：面色欠荣，左肩关节局部外观无红肿、无畸形，极泉穴上 3 寸处有明显压痛，上举及后伸受限。苔薄白根部淡黄，脉沉缓。

诊断：肩关节周围炎。

辨证：气血两虚，风寒凝滞。

治法：益气养血，祛风通络。

处方：生黄芪 24g，当归 9g，桑寄生 6g，制附片 6g（先前30 分钟），桂枝 3g，干地龙 6g，羌活、独活各 6g，桑枝 6g，广陈皮 4.5g，黄柏 6g，炙甘草 3g。

针刺左肩髃，留针 30 分钟，点刺阿是穴。

上方每日 1 剂，水煎分 2 次服，针刺隔日 1 次。4 天后左肩疼痛大减，活动也较前灵活。针药并用 1 个月后，肩痛完全消失，活动恢复正常。2 年后随访，情况良好，未再复发。

按：肩关节周围炎主要表现为肩关节及其相关的肌肉、筋骨疼痛，严重者伴明显的功能活动障碍。中医学称本病为"肩痛""肩不举""肩凝症"或"漏肩风"，归属于"痹证"范畴。其治不外乎祛风、散寒、胜湿、活血、通络诸法。叶氏认为，肩关节周围炎为中老年人的多发病,《素问·上古天真论》有"女子……五七,阳明脉衰","丈夫……五八,肾气衰"。其因虽有风寒湿诸邪,其理在于经络凝滞,无非手足太阳经和手阳明经。其本则系于气血之亏虚。其治重在补养气血,辅以祛风温通,方能获效。

本例肩痛2年,夜间重,腰酸脉沉,患者年逾四十,已有气血不足之征。关节活动作响受限,腿麻畏寒,均系寒凝经络之故。方用当归补血汤加桑寄生培补气血,制附片散寒,叶氏用制附片必先煎30分钟,以除其燥烈之性,而留温阳散寒之力,并用黄柏苦寒,反佐附片之温。桂枝、地龙通络,羌活、独活、桑枝祛风,陈皮行气,共奏祛风温通之功。

肩髃一穴为叶氏所常用,盖肩髃为手阳明大肠经之穴,手太阳小肠经别行者上行至此,为大肠、小肠、阳跷之会。《针灸甲乙经》认为"肩中热,指臂痛,肩髃主之"。治疗各种肩痛均有良效,可向极泉穴透刺或向下、向前、向后斜刺。

十、腰肌纤维织炎

案1:陆某,44岁,病历号00779。

因右侧臀部肌肉疼痛5天,于1961年10月5日来院诊治。

患者自述5天前不慎着凉,发现右侧臀部肌肉酸痛,行走、翻身均感不便,近两天来疼痛加重,局部热敷及服中药效果均不明显。平素畏寒肢冷,容易感冒,口不干,二便调。

检查:步履艰难,但脊柱、四肢无畸形,臀部肌肉无红肿,右侧有广泛的轻度压痛。苔薄白,脉缓,寸弱尺大。

诊断:腰肌纤维织炎。

辨证:肾阳不振,寒邪入络。

治法:温肾固本,温经止痛。

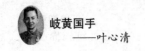
处方：制附片 6g（先煎 30 分钟），桂枝 3g，杜仲 12g，桑寄生 12g，生黄芪 18g，当归 9g，制乳香、制没药各 4.3g，炙甘草 6g，黄柏 2.4g。

针刺取右侧扶突，留针 30 分钟。

上方每日 1 剂，水煎分 2 次服。诊治 1 次后，腰痛即明显减轻，继服上方，针刺隔日 1 次，并于每晚睡前服云南白药 0.9g，10 天后腰痛基本解除。后因一天走路较多，又觉轻微腰痛，仍以前方续服 10 剂，腰痛完全消失，观察 2 个月，未再复发。

按：腰肌纤维织炎主要表现为腰痛阵作，活动受限，局部有压痛。本病属中医学"腰痛""痹证"范畴，或称"肾着"，责之于寒湿阻络，常以散寒祛湿为治。叶氏认为腰肌纤维织炎属中医学的"痛痹"。《内经》云"腰为肾之府"，故其治应当温肾土，重用附子，痛甚则佐温经止痛，湿重则配温通活络。只要组方得当，药证切合，再辅针刺疏通，其痛能止。

本例素体阳虚，故畏寒肢冷，容易感冒，又不慎着凉，寒邪入络引发腰痛。为驱其寒，必先温肾固本，故用附片、桂枝、杜仲、桑寄生、生黄芪、当归之类。寒邪阻络，经脉不通，故腰痛较显，此时应佐以温经之品，故投乳香、没药和云南白药。时病正值秋燥之令，恐附、桂温燥太过，以黄柏苦寒反佐。由于药切其证，痛除病愈。

为何针右侧扶突穴？叶氏无交代，不知用意为何，也许是经验取穴，存疑待考。

案 2：韩某，48 岁，病历号 1612。

腰痛难忍 4 天，于 1962 年 8 月 11 日来院诊治。

患者 4 天前因打篮球出汗甚多，又用冷水冲澡，当晚开窗睡觉，未盖被子，次日晨起即感腰痛，仰俯不便，转侧不利，行走起坐均感困难，经中医诊治 2 次，无效。既往曾有类似腰痛发作史。

检查：腰部不能伸直，活动明显受限，第4腰椎右侧明显肌紧张，压痛较重。苔白腻，脉缓大。

诊断：腰肌纤维织炎。

辨证：肾亏寒凝，湿阻经络。

治法：温肾固本，温经活络。

处方：制附片9g（先煎30分钟），肉桂3g，老鹳草18g，狗脊6g，羌活、独活各4.5g，川芎6g，生黄芪18g，当归9g，制乳香、制没药各4.5g，广陈皮6g，甘草3g，桑寄生9g，生姜6g。

针刺腰阳关、右侧大肠俞，留针30分钟。

上方每日1剂，水煎分2次服，共进2剂，针刺1次后，腰痛即明显减轻，转侧及行走时已不觉疼痛，但弯腰时稍感疼痛，其他活动均不受影响。原方去乳香、没药，加杜仲9g，伸筋草9g，再服4剂，完全恢复正常。为善其后，嘱再服活络丹，每日1粒，连服7天而愈。

按：本例经常发作腰痛，年龄48岁，"丈夫……五八，肾气衰"矣。不慎汗出当风，冷水冲澡，以致寒湿阻络，腰痛难转，舌苔白腻足证寒湿之著。其治用附子、肉桂、狗脊、桑寄生、杜仲、黄芪、当归温肾固本，一是加强散寒之力，故不用桂枝而投肉桂，并配生姜，二是辅以化湿活络之品，配以川芎、老鹳草、羌活、独活、广陈皮、伸筋草。腰阳关穴为督脉穴，位于第4腰椎棘突下，大肠俞为足太阳膀胱经穴，在第4腰椎棘突下腰阳关旁开1.5寸处，督脉与膀胱经循行于腰部，腰痛多责之于二经经输不利。此二穴恰位于疼痛处，取之可以疏通经脉，为治疗腰痛的常用穴。寒湿虽然显著，但温肾固本、通经活络之治使肾阳得振，寒湿得散，经络得通，通则不痛，仅针药并治近旬而痛痹即除。

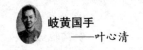
十一、梅尼埃病

徐某，26 岁，病历号 62467。

因阵发性眩晕 16 年，近 3 年来加重，于 1963 年 9 月 18 日来院诊治。

患者自 1947 年某日突然发作恶心、呕吐、头晕欲倒，视物旋转，不能坐立，平卧一日方解。此后每隔 2～6 个月发作一次。至 1960 年起失眠后发作更频，多时每月连犯 7 次，少时也有 1～2 次，而且难以完全恢复正常。曾在多家医院就诊，均诊断为梅尼埃病，曾用脱敏疗法、X 光照射治疗均无效果。近 1 年病情更加严重，稍有劳累即可诱发，发病前自觉右耳堵胀。近 3 年来体力不佳，体重日减，经常头晕、口干，喜凉饮。

检查：眼球震颤征（＋）。苔薄黄，脉沉弦数。

诊断：梅尼埃病。

辨证：肝郁化火，上扰清窍。

治法：平肝泻火，和胃止眩。

处方：龙胆草 6g，射干 6g，生地黄 18g，生栀子 6g，蒲公英 12g，茯苓 12g，枳壳 4.5g，泽泻 3g，薄荷 3g，车前子 6g（包）。

上方每日 1 剂，水煎分 2 次服。进 7 剂后头晕止，脉弦减，但夜寐不实，原方加酸枣仁 12g，夜交藤 30g，每日或 2 日 1 剂。同时予以针刺治疗，取三阴交（双侧），留针半小时，点刺大椎、中脘、神门（双侧）、期门（右侧），隔日针刺 1 次。经月余治疗，眩晕未再发作，脉转细弦，苔薄白。肝火渐平，原方续服，减为 3 日 1 剂，并加服知柏地黄丸，每日 2 次，每次 6g。共治疗 3 月余，针刺 12 次，除有两次出现右耳堵胀，但很快消失，眩晕一直未再发作。

按： 本病是耳内膜迷路积水引起的发作性头晕，伴耳鸣、呕吐等一系列临床表现。本病属中医学"眩晕""呕吐"范畴。叶氏遵《内经》旨意，认为眩晕一症关键在于肝失条达，特别是肝郁化火，上扰清窍，故主张用龙胆泻肝汤为主方，兼顾脾胃，针药并施。

本例眩晕呕恶，口干喜凉，苔薄黄，脉弦数，系肝郁化火，上扰清窍，横逆中土之证，治重泻火，投龙胆泻肝汤方意。方中龙胆草、栀子、生地黄、车前子清泻肝经郁火，加茯苓、枳壳和胃止眩，再巧配射干、蒲公英。《本草正义》曰："射干之主治，虽似不一，实则降逆开痰、破结泄热二语，足以概之。"叶氏此处用射干取其降逆泄热之力，以助龙胆草的泻火清降之功；取其破结开痰之力，以助茯苓的和胃之功。《本草衍义补遗》认为蒲公英"解食毒，散滞气，化热毒"。蒲公英又入肝、胃两经，叶氏用其助龙胆草治肝火眩晕，实为特殊用药。薄荷一则清利头目，助君药止眩；二则引他药入肝经，为引经药。泽泻渗泄，使肝火有出路，加上针三阴交滋水以涵木，刺中脘和胃，期门疏肝，大椎、神门宁心，针药相配，上扰之肝火得清，横逆之肝气得平，而眩晕、呕恶解除。最后以滋阴降火的知柏地黄丸善后收功。

十二、神经性耳聋

张某，50 岁，病历号 2026。

因右侧耳聋 12 年，左耳听力减退 4 年，于 1962 年 12 月 24 日来院诊治。

患者自 1950 年开始，出现原因不明的右侧耳鸣，初起鸣音尖锐，后转低音调，听力逐渐减退，至 1959 年右耳听力完全丧失。1958 年起左耳又有高音调之鸣响，听力也逐渐减退，需用助听器方能听到一般谈话声音。眠差口干，时有头晕，脘胀纳差。

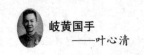

北京某医院检查诊为"神经性耳聋"。

检查：韦伯试验，左256。瑞内试验，右骨气导消失，左骨气导极短。施瓦伯试验缩短。语音测验，右耳全聋，左耳边高声可闻。电测听检查右耳全聋，左气导45dB水平，骨导30dB水平。两耳鼓膜完整，色泽正常，外耳道无脓性分泌物。舌苔淡黄，脉沉弦。

诊断：神经性耳聋。

辨证：肝肾阴亏，虚火蒙窍。

治法：调肝潜阳，滋肾通窍。

处方：熟地黄15g，白芍12g，茯苓12g，泽泻3g，阿胶12g，蝉蜕3g，竹柴胡2.4g，石菖蒲6g，炒枣仁12g，夜交藤30g，砂仁3g，知母6g。

针刺双侧三阴交，补法，左侧翳风、左侧耳门、双侧合谷，平补平泻，留针30分钟，点刺右侧翳风、耳门。

上方每日1剂，水煎分2次服。针刺隔日1次。治疗半个月后，左侧耳鸣减轻，右耳如故，腹胀消失，测听力左耳略有恢复。治疗1个月后左耳听力有明显进步，说话声音较大时，可以不使用助听器，但耳鸣声反而加重。继续治疗一个半月后，查电测听显示听力较前提高10dB，一般声音谈话时，可不用助听器，但较小声音仍听不清楚。为巩固疗效，又继续原法治疗半个月，再查听力，左耳听力已恢复75%，一般谈话可以完全不用助听器，耳鸣亦减，但右耳仍聋，听力无变化。

按：耳聋指听力下降或丧失，其病因有功能性和器质性两类。神经性耳聋属功能性。中医辨证，实者由肝胆火旺，痰浊上扰所致，治当泻肝祛痰；虚者由肾气不足，浮阳上越引起，治当补肾潜阳。叶氏根据多年临床实践认为，耳鸣、耳聋之症以虚为主。《灵枢·决气》认为精脱者耳聋，"液脱者……耳数鸣"。《灵枢·海论》又云："髓海不足，则脑转耳鸣。"由于精血不足，髓海空虚不能上充清窍而作耳鸣耳聋。但此症又兼有肝经虚火上逆清窍之象，形成阴亏于下、火炎于上的本虚标实表现，其治既要滋阴，又应降火，既要调肝，又应潜阳，既要通窍，又应宁神。

本例耳鸣耳聋，时有头晕，眠差口干，苔淡黄，脉沉弦，系肝肾阴亏，虚火上蒙清窍之证。叶氏以知柏地黄丸化裁，滋阴降火，再加白芍柔肝，枣仁、夜交藤宁神，配以 4 味治耳鸣专药：阿胶珠滋补肝肾阴血，蝉蜕清降上逆虚火，竹柴胡疏达肝气，升清降浊，石菖蒲通窍宁神。砂仁和胃，又防熟地黄之滋腻。针三阴交滋补肝肾，又调脾运，合谷专清耳鸣头晕，所谓"头面合谷收"，刺翳风、耳门调气通窍。针药配合得当，使肝肾之阴渐复，虚火得降，窍闭得开。虽然右侧耳聋进步不大，但久治不愈的左侧耳鸣缓解，听力恢复75%，患者甚为满意。

十三、神经根炎

张童，女性，8 岁，病历号 29564。

右肩伸展困难 2 月余，于 1959 年 11 月 13 日来院诊治。

1959 年 8 月 23 日，患儿因发热、头痛、呕吐而住入某医院小儿科。当时查体见咽部充血，心、肺、腹无异常，有脑膜刺激症状，脑脊液检查细胞数及蛋白量轻度增加。经注射青霉素后，体温降至正常，但于 9 月 6 日出现左下肢及两肩疼痛。3 天后左下肢及左肩疼痛消失，而右肩一直作痛，夜间尤甚，同时出现运动障碍。经会诊诊断为"神经根炎"，曾服用大量维生素 B_1、维生素 C、复合维生素 B 及地巴唑等，并应用超短波、碘离子导入、体疗及按摩等疗法，右肩疼痛消失但运动障碍不见恢复。

检查：发育中等，形体瘦弱，颜面略苍白，心、肺、腹未见异常，右肩部肌肉轻度瘫痪和萎缩，右肩较左肩水平高出约 1.5cm，两臂上举及前伸时右手抖动不定，且不能完全伸直。右肩

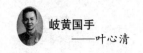
胛向左肩胛移 1～2cm，向上移 1.5～2cm，向后凸出 2～3cm。脊柱向左弯曲，右手不能做细微动作。苔薄白，脉细弱。

诊断：病毒性神经根炎。

辨证：气血两亏，寒湿凝滞。

治法：益气血，壮肝肾，散寒湿。

处方：生黄芪 24g，当归 9g，杜仲 9g，桑寄生 12g，茯苓 12g，独活 3g，川芎 4.5g，秦艽 3g，干地龙 4.5g，伸筋草 12g，陈皮 3g，甘草 1.5g，蛇胆陈皮末 1 支。

针刺大椎及右侧肩髃、肺俞，平补平泻法。

上方每日 1 剂，水煎分 2 次服，蛇胆陈皮末每次半支，每日 2 次，针刺每周 1 次。针药并治 1 个月后，病情明显好转，精神转佳，面色红润，体重增加 1kg，右肩活动明显改善，右手已可以写字及做细微动作，两臂上举及向前平伸时手抖已止。续服上方及配合针刺 1 个月后，右肩运动恢复正常。两肩胛位置对称，脊柱无侧弯。

按：神经根炎以感染性多见，偶尔可因压迫所致。其主要病变在脊神经根，临床表现为麻木、疼痛及运动障碍，甚至伴有肌肉萎缩。本病属中医学"痿证""麻木"范畴。"痿证"病名始见于《素问》，专有"痿论"篇，而且确立"治痿独取阳明"这一法则，但临证仍须辨证论治。一般认为本病多为本虚标实之证，邪实突出者，常用清热、祛湿、化瘀等法，正虚明显者则投健脾益气、滋补肝肾诸法。

叶氏认为"痿证"者必先有正虚，然后才会招致风寒湿邪之侵入，凝滞经脉，经脉失养而致痿。故其治重在扶正补虚，既要益气血，又应壮肝肾。在扶正基础上辅以通络，寒甚者温经通络，湿显者胜湿通络，风著者祛风通络，且应配以针刺通调经脉，这是治痿较全面的法则，决不可拘泥于"独取阳明"矣。

本例女童年仅 8 岁，无外伤史，有发热病史，显系感染所致。右肩运动障碍，面白形瘦，苔薄白，脉细弱，中医认为属气血两亏，寒湿凝滞经络所致。叶氏用黄芪、当归益气血，杜仲、寄生壮肝肾，陈皮、云苓除湿，川芎、独活、秦艽、地龙、伸筋草活络，再针刺大椎、肩髃、肺俞，活气血，调经脉，特别用蛇胆陈皮末驱风寒，通经络，实为奇用。针药并施，抓住本虚标实之病机，针药切证，故痿证得愈，右肩活动复常。

十四、颈椎病神经根受压

赵某，47 岁，病历号 12160。

因两上肢发麻 2 月余，于 1963 年 2 月 9 日来院诊治。

患者在 1962 年 9 月被自行车撞伤，当时有数分钟神志不清，醒后无不适。12 月初发现低头时从颈部沿上臂内侧至指端有麻木感，但不觉疼痛，严重时两手平放桌上或拿纸笔均可出现触电样麻木。曾在北京某医院颈部拍片，诊为"颈椎变形压迫神经根"，曾注射维生素 B_1、维生素 B_{12}，以及理疗、针灸等治疗，均无效果。纳眠正常，口干喜热饮，两便通调。

检查：颈部无压痛，血压 116/80mmHg。苔薄淡黄，脉沉细弦。

诊断：颈椎病臂丛神经根受压。

辨证：气血两亏，风湿阻络。

治法：益气血，温肾阳，祛风湿。

处方：生黄芪 15g，潞党参 9g，白芍 12g，秦艽 10g，制附片 9g（先煎 30 分钟），羌活、独活各 4.5g，干地龙 4.5g，黄柏 6g，泽泻 4.5g，枳壳 4.5g，甘草 3g。

针刺双侧外关、双侧曲池，留针 30 分钟，点刺大椎。

上方每日 1 剂，水煎分 2 次服。每晚睡前服云南白药 0.9g，隔日针刺 1 次。针药治疗 1 个月，低头时上肢已无麻木感，但在

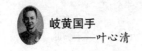

晨起及下午疲劳时仍感发麻，并有全身疲困。以上方加老鹳草15g，黄芪增为30g，隔日水煎服1剂，云南白药续服。针刺改用双侧大陵、少泽，留针30分钟，并加梅花针叩打两前臂。又针药并治1个月后，病情大减，仅偶有轻微麻木，但为时短暂。为巩固疗效，以活络丹善后，每日1粒，共服14粒，诸症完全解除。

按：《素问·逆调论》有"营气虚则不仁，卫气虚则不用，营卫俱虚则不仁且不用"。本例由外伤伤及颈椎而致两上肢麻木，显系臂丛神经受压症状，同时伴有口干欲饮，脉沉细。叶氏从营血立法，以生黄芪、党参、白芍益气血，附片温肾阳，秦艽、羌独活祛风，泽泻、枳壳行气利湿，地龙、老鹳草、云南白药通络，并配针刺通调经脉。气血得充，肾阳得振，经脉通达则麻木解除。

叶氏治麻木强调针药并用，特别是配以梅花针，常取脊柱两侧和感觉障碍的区域，手法的强弱随感觉恢复的程度而定，麻木重时叩打手法重，麻木转轻时叩打手法轻。梅花针叩打可通达经脉，配合药物疏经活络可以提高疗效。

十五、癫痫持续状态

冯某，33岁。

因高热、昏迷、抽搐连续发作9天而住入北京某医院，于1959年10月26日请叶氏会诊。患者自10月1日开始有全身不适，低热思睡，服复方阿司匹林两周后热退。但10月17日突然意识不清，左面抽搐，继而延及全身抽动，口吐白沫，小便失禁，体温增高，当日抽搐6次，第二天转入深度昏迷，抽搐达10余次，于10月19日住入北京某医院神经科。既往有癫痫史。入院诊断：高热待查，癫痫持续状态。当时体温39.2℃，血压120/80mmHg，深度昏迷，对针刺无反应，双侧对光、角膜反射均迟钝。颈部有中度抵抗，心、肺正常，肝、脾各在肋缘下一横指，质中等。肌张力普遍减低。病理反射未引出，腰穿压力 70mmH$_2$O，脑脊液化验正常。

入院后给予青霉素、链霉素、氯霉素及土霉素等控制感染，鲁米那钠肌内注射，但高热不退，抽搐不止。后用阿米妥肌内注射及水合氯醛等灌肠，也只能控制抽搐 1～2 小时，药后仍抽搐不止，1 日增至 40 余次。体温波动在 38～40℃，血压（114～140）/（60～95）mmHg，脉搏 100～160 次/分。10 月 20 日呛咳痰多，两肺满布湿啰音，床边拍胸片显示右下肺炎，血常规检查白细胞数增高。乃加用四环素及鞘内注射鲁米那钠，外敷冰袋，但病情仍无改善。10 月 25 日起伴有胃出血，给予人工冬眠疗法，抽搐依然不止。10 月 26 日病情进一步加重，抽搐大小发作达百次，急请叶氏协助抢救。

检查：神志昏迷，高热无汗，抽搐不止，小便短赤。苔黄燥，脉弦数。

诊断：癫痫持续状态。

辨证：邪热郁闭，肝风内扰。

治法：泻肝解毒。

处方：龙胆草 6g，生栀子 9g，蒲公英 24g，射干 6g，泽泻 6g，茯苓 15g，金银花 12g，黄芩 9g，枳壳 6g，蝉蜕 6g，石菖蒲 9g，甘草 3g，羚羊粉 3g（分冲）。

针刺泻双侧神门，刺大椎、右侧期门。

上方每日 1 剂，水煎分 2 次服，针刺每日 1 次，并建议撤去冰袋。服上方第 1 煎后，抽搐停止 6 小时，体温降为 38℃，但以后抽搐又作，续进 4 剂，昏迷程度略有好转，对光及角膜反射稍能引出。10 月 29 日昏迷又加深，体温升至 39.4℃，伴有气粗喘咳，鼻扇无汗，脉浮数而紧。此乃表邪闭阻，肺经郁热，速以加味麻杏石甘汤主之，处方如下：

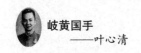

生石膏60g，白芍18g，桂枝6g，杏仁泥6g，麻黄4.5g，生姜9g，炙甘草6g，牛黄清心丸1粒。

上方1剂，水煎分2次服，牛黄清心丸每次1粒，每日2次。身有微汗，体温稍降，抽搐也有所减轻。昏迷后11天来未见大便，给予灌肠，流出少量脓液，镜检有大量脓细胞，同时腹胀坚满，抽搐每日仍有20余次，脉数而洪实，苔黄腻燥。此为痞满燥实，热结不下，需急下存阴，峻下热结。大承气汤主之，处方如下：

生大黄8g，芒硝12g，枳实9g，厚朴6g，六神丸20粒（分冲）。

服药2剂，排出大量黑色球状硬结之大便，体温下降，对光及角膜反射稍灵活，昏迷程度减轻，略能睁目，抽搐减为大小发作每日10余次，脉浮数，苔黄燥。但3天后体温又升，并咳黄脓痰，培养为绿脓杆菌，对各种抗生素均不敏感。颅压增高，抽搐次数增多，采用减压法，46分钟内放出脑脊液13mL，术时抽搐止，术后抽搐又作，静脉点滴促肾上腺皮质激素，口服多黏菌素。苔黄燥，脉浮数。此为痰火闭窍，且病后一直无汗，当期邪从汗出表解，而使热清痰豁，窍开毒解。处方如下：

黄芩9g，金银花18g，粉葛根6g，枳壳6g，川贝母9g，茯苓18g，竹柴胡6g，蒲公英24g，白芍18g，甘草3g，犀黄丸9g，牛黄清心丸2粒（分2次冲服）。

药后晚6时许，汗出增多，7时汗已出透，10时汗渐止，体温当即降为38.3℃，抽搐明显减少，神志稍清。次日体温降为37.3℃，神志明显好转，已能含糊其词，抽搐只有小作，每日10次左右。上方去粉葛根，加石菖蒲6g，犀黄丸、牛黄清心丸继服。服1剂后，四肢略能活动，语言渐清，仅面部肌肉有数次轻微抽动，苔黄，脉弦细。痰热实邪已退，重在养阴清热，兼扶正气。处方如下：

银柴胡 6g, 麦冬 10g, 潞党参 8g, 阿胶珠 15g, 何首乌 12g, 玄参 12g, 茯苓 12g, 生栀子 60g, 白薇 6g, 青蒿 6g, 白芍 18g, 蒲公英 18g, 石菖蒲 6g, 炒麦芽 12g, 川贝母 6g, 犀黄丸 6g, 牛黄清心丸 1 粒（分冲）。

上方共服 5 剂，神志全清，抽搐停止，体温正常，化验白细胞正常，能自行进食及大小便。唯左腿行走欠灵活，隔日针足三里、三阴交、昆仑、太溪、行间、太冲等穴，逐渐恢复，出院以饮食调养。

按：癫痫属中医"痫证"范畴，多因先天禀赋受损，气血瘀滞或惊恐、劳伤过度，肝、脾、肾三脏功能失调，是痰壅风煽，上扰清窍而致痫证发作。癫痫持续状态为危急重症，发作持续，病势凶险，常有生命之虞，治疗颇为棘手。叶氏提出痫证皆因肝风内动所致，特别以肝阳为主，常由肝阳化火，热极生风，风动痫作。故治疗应以泻肝解毒为主，热除风息，痫作乃止。常投龙胆泻肝汤为主，并配合针刺清肝镇痉宁神，方能奏效。

本例患者邪热内陷，引动肝风，扰乱心神，而见高热无汗，神志昏迷，抽搐不止，尿短赤，苔黄燥，脉弦数，故先以龙胆泻肝汤为主方泻肝解毒，开窍化痰。方中龙胆草、栀子、黄芩、白芍清其肝经风热，蒲公英入肝经，清热解毒，射干清热解毒而消痰涎，两者佐入，既助君药泻肝，又能兼以解毒化痰，为叶氏的特殊用药。再配枳壳、菖蒲行气开窍，茯苓、泽泻渗湿，蝉蜕、金银花解毒，羚羊角息风，泻神门宁神，刺大椎、期门疏肝，配伍得法而诸症减轻。

第二步，因邪热壅盛，郁蒸肺金，肺失肃降而见咳喘气粗，鼻扇无汗，脉浮数而紧，遂改麻杏石甘汤化裁以清肺热，宣肺气。叶氏在方中加桂枝以助麻黄解表宣肺，姜、草调和诸药，白芍柔肝保阴，并配牛黄清心丸加强清热之力，兼以开窍醒神。药后身热渐退，抽搐有减。

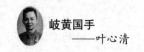

第三步，因出现阳明腑实征象，大便 8 日未行，腹胀坚满，热结不下，苔黄腻而燥，脉数而洪实，急需导滞通腑存阴，故改投大承气汤原方攻下泻热，再配六神丸清热解毒。药后燥屎得下，神志渐清，抽搐大减。

第四步，因病后一直未汗，热邪没有尽除，以致 3 天后体温又升，抽搐次数增多，咳黄脓痰。此时治重透表清热，开窍解毒。用葛根升阳发表，解肌透汗，配合黄芩、金银花、蒲公英清热，竹柴胡、枳壳行气开窍，川贝母、茯苓祛痰，犀黄丸、牛黄清心丸解毒。加《伤寒论》的芍药甘草汤舒筋解痉，缓解抽搐。药后经汗出 4 小时，邪热从汗而解，窍开神情，病势从此逆转。

最后以养阴清热兼扶正气收功，养阴用麦冬、首乌、阿胶珠、白芍、玄参，清热用银柴胡、白薇、青蒿、蒲公英、栀子，这些均为叶氏善用的养阴清热之品。叶氏认为，阴虚内热，要抓住清肝，佐以滋肾。本例历经邪热腑实，真阴必伤，虚热必盛，故苔黄、脉细。其善后收功离不开滋真阴而清虚热，兼扶正气，用党参、茯苓，再配和胃的炒麦芽和菖蒲。特别是菖蒲一味，医者只知其芳香开窍之力，疏忽其和中辟浊之功。《本草从新》认为菖蒲"去湿除风，逐痰消积，开胃宽中"。本方用菖蒲，一则开窍，利于止抽搐；一则开胃，利于善后扶正。

本例病情凶险、复杂，病程中出现各种见症，临诊多次变法，叶氏分清主次，掌握关键，方令患者转危为安。如处理稍有不慎，病情必会急转直下。由此足见叶氏辨证论治之精妙。

十六、再生障碍性贫血

倪某，36 岁，病历号 10146。

因鼻及皮下出血 1 年余，于 1957 年 1 月 31 日来院诊治。

患者自 1956 年 2 月发现疲乏无力，头晕眼黑，嗣后日渐加重，并常有鼻及齿龈出血，皮肤也见出血点及紫斑。因尚能坚持日常工作，故未做治疗。1957年4月中旬出现发热，皮肤及巩膜发黄，腹胀纳呆，尿黄，大便灰白，于4月16日住入北京某医院。当时检查全身皮肤及巩膜黄染，前胸皮肤有多处出血点。肝可触及，有压痛。束臂试验阳性。化验检查全血减少，血红蛋白75g/L，红细胞 $2.07×10^{12}$/L，白细胞 $1.9×10^9$/L，血小板 $57×10^9$/L，网织红细胞0.2%，血胆红素10mg%，黄疸指数60U。"尿三胆"阳性，纤维蛋白原1g/L，出凝血时间正常。曾诊断为贫血原因待查、肝炎。经中西药治疗及输血1800mL后，黄疸渐退，红细胞及血红蛋白逐渐增加，但白细胞及血小板仍低，且常有鼻衄及皮下出血，感觉疲乏无力，头晕眼黑。经骨髓穿刺确诊为"再生障碍性贫血"。

检查：发育良好，营养较差，全身浅表淋巴结无肿大，两侧小腿部有多处散在出血点。心、肺未见异常，腹平软，肝、脾未触及，化验血红蛋白120g/L，红细胞 $3.7×10^{12}$/L，白细胞 $2.7×10^9$/L，血小板 $340×10^9$/L，网织红细胞0.5%。苔淡黄而腻，脉弦大无力。

诊断：再生障碍性贫血。

辨证：阴虚肝旺，迫血妄行。

治法：滋阴清热，平肝凉血。

处方：生地黄24g，阿胶珠12g，山萸肉6g，潞党参18g，银柴胡6g，青蒿6g，牡丹皮6g，知母6g，黄柏6g，茯苓12g，泽泻4.5g，青皮6g，丹参6g，夏枯草18g，川贝母6g。

上方每日1剂，水煎分2次服。进8剂后，疲乏无力、头晕眼黑减轻，食欲增加，但皮下仍有紫斑及小出血点，每隔3～4日即有鼻衄，脉仍数大无力。原方续服16剂，精神转佳，皮下出血逐渐减少。血象也有好转，白细胞上升为 $3.2×10^9$/L，血小板62×10^9/L，网织红细胞1.8%。脉象较前有力，苔腻转薄，但

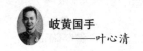

仍有鼻衄。原方服到 8 月底停药，以前方 10 倍量制成药膏，每日 2 次，每次用白开水兑服 1 汤匙。共服药膏两料后，精神食欲继续好转，紫斑消失，小出血点大减，唯鼻衄仍存。化验血象，白细胞已上升到 4.6×10^9/L，血小板 70×10^9/L。药膏照服，再配合针刺，隔日 1 次。补双侧足三里，留针 30 分钟，起针后点刺大椎、中脘、右期门。

10 月中旬出现腹胀，且逐渐加重。小溲短赤，但精神食欲尚可。检查见腹部膨隆，但无波动感及明显的移动性浊音，苔腻，脉弦大。脾肾阳虚，水湿内停，改用温肾健脾，行气利水法，处方如下：

制附片 12g（先煎 30 分钟），肉桂 6g，薏苡仁 30g，泽泻 6g，苍术 12g，黄柏 4.5g，冬瓜皮 15g，青皮 4.5g，茯苓皮 15g，大腹皮 4.5g，老姜皮 3g，车前子 9g（包），炒鸡内金 9g。

上方每日 1 剂，水煎分 2 次服，进 4 剂后尿量增加，腹胀减轻，原方再服 15 剂。至 12 月初，腹胀及皮下出血点均消失，遂改以益气健脾的香砂六君子丸，每日 2 次，每次 6g。连服 1 个月，一般情况良好，但仍时有鼻衄，脉浮大无力。于 1958 年 1 月，每日用生黄芪 30g 煎服，重在补气，共 20 天后，无自觉症状，一般情况良好，脉象较有力，但鼻衄未止，血象未再好转，改服养阴清热药膏，处方如下：

生地黄 240g，阿胶珠 120g，麦冬 180g，山萸肉 90g，山药 180g，茯苓 180g，知母 60g，黄柏 30g，青皮 60g，川贝母 60g，牡丹皮 150g，甘草 30g。

上方浓煎，以白蜜收膏，每日服 1 汤匙，共服 2 料（约 5 个月），血象逐渐好转，白细胞维持在（$4.2 \sim 5.4$）$\times 10^9$/L 之间，血小板 180×10^9/L，红细胞 4.5×10^{12}/L，血红蛋白 140g/L。鼻衄明显减轻，$10 \sim 15$ 天 1 次，量少。

1958 年 6 月，时值夏至，因夏至阴生，治疗以回阳为主，用附子生姜羊肉汤，处方如下：

生附片60g，生姜30g，羊肉500g。

上方炖服，每3日1剂，共进12剂。药后精神、体力明显好转，鼻衄也完全停止。为巩固疗效，每晨空腹吞服三七粉1g，连服半年。经过两年半的追踪观察，血象正常情况良好，能坚持正常工作。

按： 再生障碍性贫血是骨髓造血障碍的综合病症，临床表现为周围血象中红细胞、白细胞、血小板三者均减少，疲劳无力，出血和反复感染，属中医学"虚劳""血证"范畴。叶氏认为，本病为本虚之证，涉及心、肝、脾、肾四脏，但阴虚是其主要本质，内热是其主要表象，故滋阴清热为其治疗大法。临证时还应分辨其证，见头晕心悸者佐平肝健脾法，见头晕出血者佐平肝凉血法。只要辨证得当，用药得法，这种疑难重症同样可以获效。

本例齿衄、鼻衄、肌衄，均属血证范畴。患者头晕眼黑，疲乏无力，苔淡黄，脉无力，均系阴虚肝旺，迫血妄行之象，故治重滋阴清热、平肝凉血法。在组方中，叶氏除善用滋阴清热平肝的生地黄、银柴胡、夏枯草诸品外，还特殊配用青皮、丹参和川贝母三味。青皮入肝、脾两经，疏肝消积，可助君药平肝健脾之力。丹参活血祛瘀，又清血热，既增平肝之功，又可凉血止血。川贝母苦寒清肺，肺肾同源，清肺润燥，利于滋肾清热。三味均为叶氏特殊用药。此外还配合针刺方法，针刺足三里、中脘、大椎和右期门，以调肝健脾，增助药效。为巩固疗效，在病情稳定后，即以原方10倍量改为浓煎白蜜收膏的膏方常服，配以晨起吞服三七粉调和气血。由于切中病机，巧妙组方，使年余痼疾得以控制。

在治疗期间，病情变化，出现腹胀尿少、苔腻脉大的脾肾阳虚，水湿内停证，叶氏及时更换治法，投以温肾健脾之剂。用附子、肉桂温肾，加二妙丸健脾燥湿，其中黄柏苦寒，又反佐附、

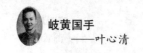
桂之温燥，配薏苡仁、泽泻、车前子、炒鸡内金健脾利湿和胃。又宗《中藏经》五皮饮方意，易陈皮以青皮，改桑白皮以冬瓜皮，加强行气利水之力。仅进4剂，尿量增加，腹胀减轻。共进15剂，腹胀及肌衄均除，再以香砂六君子丸合一味生黄芪，每日30g煎服，益气健脾，巩固疗效。

病情控制到夏至阴生之时，叶氏又及时以回阳扶正立法，用附子生姜羊肉汤炖服，配吞三七粉调和气血而收功。

本例前后用药始终紧扣病机，逐步深入，随病情之演变灵活施法，药也相应而变。叶氏这套治血之道，完全遵循张景岳治血证辨火之有无、气之虚实的古训，故为效治。《景岳全书》云："凡治血证，须知其要，而血动之由，惟火惟气耳。故察火者，但察其有火无火；察气者，但察其气虚气实。知此四者，而得其所以，则治血之法无余义矣。"也足见叶氏临证功底之深厚。

十七、进行性肌营养不良症

李某，男，3岁，病历号29635。

因全身无力，活动行走困难7个月，于1959年11月30日来院诊治。

患儿自1959年5月发现不能独立上台阶，以后逐渐加重，站立时不能蹲下，蹲下后不能站起，行走不能持久，且经常跌倒，翻身也感困难，只能由仰卧转为侧卧，不能由俯卧转为侧卧。曾按小儿麻痹症用针灸及各种物理疗法治疗5个月，均不见效。后在北京医院及儿童医院做系统检查经专家会诊，确诊为"进行性肌营养不良症"。近1个月来病情逐渐加重，周身无力，活动更感困难。患儿为首胎，足月顺产，牛乳哺养。10个月能站，1周岁可以行走。家族中无同样病史。

检查：发育营养中等，神清合作，面色潮红，皮肤干燥，肢体动作不灵活，不能上下台阶。虽可在平地上行走，但不稳，且不能持久，也不能自主站起或蹲下。由蹲位站立时需两手扶于膝上，非常费力。肩部肌肉萎缩，举臂时肩胛骨内缘稍离胸壁，呈轻度鸟翼状，上臂较前臂为细，臀部肌肉呈假性肥大。肝在肋缘下一横指，无压痛。心、肺未见异常。左侧膝腱反射略可引出，右侧膝腱反射消失，皮肤感觉正常。苔白腻有剥脱，脉细而稍数。查尿肌酸 1100μmol/24h（正常值 0 ～ 456μmol/24h），肌酐 0.1936g/24h（正常值 0.7 ～ 1.5g/24h）。

诊断：进行性肌营养不良症。

辨证：气血两虚，湿热阻络。

治法：益气血，利湿热，通经络。

处方：生黄芪 15g，当归 9g，怀牛膝 6g，茯苓 12g，干地龙 3g，独活 3g，桑枝 12g，秦艽 3g，陈皮 3g，苍术 6g，黄柏 4.5g，泽泻 4.5g，甘草 1.2g。

针刺：双侧肩髃、曲池、曲泉、外关、足三里，大椎，平补平泻。

上方水煎服，2 日 1 剂，针刺每周 1 次。进服 10 剂，针刺 3 次后，患儿活动较前灵活。再加服三七粉，每日 0.6g，蜂王浆 100mg。1 个月后病情逐渐好转，已能自行翻身，扶持下可上台阶，右侧膝腱反射可以引出，但仍较弱。上方 10 倍量熬膏，每日 2 次，每次白开水兑服半汤匙，逐渐能灵活地蹲下及站起，扶持下可以上楼。共服完 3 料药膏，针刺每周 1 次，活动量增加，动作也较灵活，可以随意蹲下或站起，能同小朋友一起做各种游戏，但膝腱反射仍弱，肩部肌肉仍有萎缩。再以原方加杜仲 12g，熟地黄 12g，桑寄生 10g，怀山药 6g，蛇床子 3g，薏苡仁 10g，蒲公英 6g，熬膏。续服 2 料后，患儿活动已大有进步，能自如地在平地上走动、跑步，自行上 2 ～ 3 楼也不感困难。为巩固疗效，嘱再服药膏 1 料，并每晚服云南白药 0.6g，共治疗 1 年 5 个月。

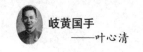
1962 年 6 月 15 日复查：患儿已入托儿所年余，体力充沛，活泼好动，跑跳自如，上下楼毫无困难，与同年的健康小孩无任何差异，肩部肌肉已恢复，翼状肩胛及臀肌假性肥大完全消失。1963 年 2 月 22 日复查，生长发育、活动均正常，验尿肌酐 1.03g/24h，肌酸 62μmol/24h。

按： 进行性肌营养不良症为一原因不明、有家族遗传倾向的肌肉变性疾病，临床表现为进行性加重的肌肉无力和萎缩。本病属中医学"痿证""痿"范畴。《素问》专有"痿论"篇，提出"治痿独取阳明"之原则。中医治痿，扶正祛邪兼顾。邪实者用清热化湿祛瘀法，正虚者用健脾益气、滋补肝肾法，日久者佐活血通络之品。应忌用温燥药，以免伤阴助热。叶氏认为，治痿病务必注意湿热之夹杂，经络之闭阻。因此，清利湿热、疏风通络应当视为治痿的大法，不可忽视。而且，利用针刺调气活血的作用，配合药物，是提高疗效的必要辅助。

本例痿证迁延，且伴面色潮红，皮肤干燥，苔腻，脉细数，证属气血两虚，湿热阻络，以虚为主，夹杂湿热。方以生黄芪重用为君药，温分肉，实腠理，补中气，健脾胃；当归、熟地黄补血养肝以柔筋；杜仲、桑寄生、牛膝、蛇床子补肝肾，强筋骨；陈皮、山药、甘草行气健脾和中；地龙、独活、桑枝、秦艽疏风通络；四妙丸、蒲公英、茯苓、泽泻清热利湿；三七生血养血和血，云南白药行气活血。

脊骨、手足痿证是为督脉宗筋之病。叶氏认为治痿需理督脉，兼养宗筋，针刺是最好的配合，取手足阳明的肩髃、曲池、足三里，胃的募穴中脘，足厥阴肝经的合穴曲泉，督脉、手足三阳之会的大椎，共奏调气活血、疏通经络、柔养宗筋的作用。

进行性肌营养不良症属难治的慢性病，方药奏效后，改用 10 倍量的白蜜熬膏，坚持常服，巩固疗效，这也是叶氏治慢性病的用药特色。

十八、脊髓空洞症

案1：阎某，30岁，病历号321117。

因两腿酸软无力6～7年，肩背酸困麻木1年余，于1962年12月25日来院诊治。

患者自1955年以来，自觉两腿无力，站立欠稳。从1961年开始出现背部发麻，去北京某医院神经科检查被疑为"脊髓空洞症"（胸3～胸8节段），经超短波治疗月余无效。同年8月行左侧乳腺囊肿切除术，术后背部发麻及两腿酸软无力加重，并出现腰酸。1962年5月在北医某医院神经科检查，确诊为"脊髓空洞症"（胸3～胸8节段）。经口服维生素 B_1 及酵母片、维生素 B_{12} 等治疗7个月，病情仍未见好转，且逐渐发展，两上肢也见麻木、颤抖，至11月检查，麻木已发展到胸12及腰1节段。纳差，带多，二便尚调。

检查：胸2～腰1节段痛、温觉均消失。胸骨前区及两侧腋下至髂骨上缘有痛感，较迟钝。但全身触觉正常，四肢及头面部感觉正常。生理反射存在，病理反射未引出，未见肌肉萎缩现象。苔薄淡黄，脉沉细弦。

诊断：脊髓空洞症。

辨证：气血两虚，寒湿阻络。

治法：补益气血，温经除湿，佐以醒脾开胃。

处方：生黄芪24g，当归9g，生地黄、熟地黄各15g，潞党参12g，白芍12g，桑寄生12g，怀牛膝6g，薏苡仁24g，制附片9g（先煎30分钟），羌活、独活各6g，伸筋草9g，广陈皮6g，川芎6g，砂仁3g（打），甘草3g。

针刺双侧足三里、外关，留针30分钟。胸腹背部梅花针叩打。

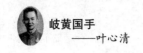

上方每日1剂，水煎分2次服，每周针治3次。半个月后，在叩打梅花针时自觉腹部有轻微痛感，同时背麻、肩段及腰腿酸软均见好转。手麻、颤抖消失。因服汤药不便而按前方化裁，配成丸药常服，处方如下：

生黄芪180g，当归60g，生地黄、熟地黄各150g，潞党参60g，白芍60g，桑寄生90g，怀牛膝60g，薏苡仁90g，肉桂30g，羌活、独活各30g，干地龙30g，广陈皮24g，川芎30g，砂仁15g，甘草15g。

上药炼蜜为丸，每丸重9g，每天2次，每次1丸，并加服三七粉，每晨冲服0.6g。治疗35天后，经检查胸4～胸6节段痛、温觉明显减退，胸7～胸9节段痛、温觉轻度减退，胸9～腰1节段痛、温觉接近消失，胸骨前区感觉正常。继续服丸药及针治，自觉胸腹部之感觉较前逐渐灵敏，体力已有增进。再服丸药共5料，一年后肩背酸困麻木及两腿酸软基本解除。1964年1月30日改服大补气血方，处方如下：

生黄芪60g，生地黄30g，潞党参30g，大枣10枚，砂仁6g，猪脊髓1条，猪排骨750g。

上方3日1剂，水煎服，共服10剂，1964年4月7日复查，除脐周有一小片痛觉减退外，其余均恢复正常。

按： 脊髓空洞症是脊髓慢性进行性变性疾病。其病理特征为脊髓中央部的空洞形成，临床特点为肌肉萎缩和节段性、分离性的感觉障碍，一般是痛觉、温觉缺失，而触觉及深感觉正常，这种分离性感觉缺失分布呈"马甲"型，常有手部肌肉萎缩。本病属中医学"麻木"范畴。

叶氏认为脊髓空洞症系"营卫俱虚，不仁且不用"。气血两亏，营卫不和，寒湿之邪乘虚袭入，留阻经络，血脉失养。故其治应以补益气血为大法，辅以温经除湿。常以《内外伤辨惑论》的当归补血汤加味为主方。在组方时有两个不可忽视的配伍，一是防滋腻碍胃而佐醒脾开胃，二是防温燥伤津而佐苦寒敛津。另外，脊髓空洞症系慢性难治病，在取得初效后，常需改成丸剂缓图而收痊愈之功。叶氏治脊髓空洞症还特别强调针药并施：一方面可取双侧足三里，针刺留针30分钟，健脾益气；另一方面可用梅花针叩打脊柱两侧和感觉障碍区，以便调和气血营卫。针刺及梅花针叩打均可助药效之发挥。

本例腿酸软无力，肩背酸困麻木，且有腰酸，纳差，白带，脉沉细，足证系气血两虚，寒湿阻络。故以当归补血汤加生地黄、熟地黄、潞党参补益气血，配以补肾的桑寄生、牛膝增其补力。温经除湿用制附片、羌活、独活、薏苡仁、川芎和伸筋草。考虑到纳差和滋腻碍胃，佐以砂仁、陈皮醒脾开胃。用芍药甘草汤可助君药的镇痛作用。针刺足三里、外关健脾益气，通调三焦，梅花针叩打胸腹背部调和气血营卫，均可辅助药力。后改配蜜丸，仅换两味药：一味是用肉桂取代制附片温经，丸药用肉桂同样有温经之力，且可防止附片之温毒生变；一味是用干地龙代替伸筋草，加强活络之力，再加晨服三七粉以调和气血。共服一年，麻木诸症基本解除，然后改用大补气血方。黄芪、党参补气。生地黄、大枣养血，砂仁醒脾开胃，补而不滞。再以中医传统的"同种疗法"，"以脏补脏"，加猪脊髓和猪排骨同煎分服，基本控制了难治的麻木症。

案2：田某，38岁，病历号28770。

因左下肢麻木3年余，于1959年8月来院诊治。

患者自1956年开始发现左下肢对冷热感觉迟钝，且日渐加重。1957年，常因左足置于热水中不知冷热而烫伤起疱，同时左下肢感觉消失，走路常摔倒。同年10月住入北京某医院，入院时检查颅神经正常，上肢运动、感觉均良好。左下肢肌力减弱，但活动范围尚可。双下肢腱反射亢进，其感觉从左侧胸8以下痛、温觉消失，触觉良好。腰椎穿刺压力正常，无阻塞现象。

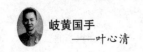

脑脊液常规检查亦未见异常。经专家会诊，诊断为"脊髓空洞症"，住院约 1 个月，用青霉素鞘内注射，每次 10000U，每周 2 次，共注射 6 次。出院后继续在门诊治疗 6 个月，采用深部 X 线照射，每周 2 次，每次 150rad，照射胸 6～腰 2，因疗效不明显，于 1958 年 6 月停止治疗。

检查：发育营养中等。四肢关节外形及运动均正常。左下肢痛、温觉消失，触觉及深感觉均存在，无肌肉萎缩。舌尖红，苔薄白，左脉沉细，右脉沉滑。

诊断：脊髓空洞症。

辨证：气血两虚，寒湿阻络。

治法：补益气血，温经除湿，佐以苦寒敛津。

处方：生黄芪 24g，当归 12g，桑寄生 6g，怀牛膝 9g，茯苓 12g，泽泻 4.5g，广陈皮 4.5g，蒲公英 18g，黄柏 4.5g，蝉蜕 6g，甘草 2.4g。

梅花针叩打腰骶常规刺激部位，并轮换取左侧胃经、膀胱经、胆经、脾经之循行线路。

上方每日 1 剂，水煎分 2 次服。梅花针隔日 1 次，每次叩打 20～30 分钟。治疗第 6 天，左足盘腿而坐时有麻感，并偶尔出现放射性疼痛。在第 18 天用梅花针叩打胃经时，膝以上有轻微疼痛，膝以下呈麻感。又过半个月后，在洗澡时发现左下肢已有冷热感觉，但不能辨出冷热的程度。仍宗前法，原方去泽泻，将蝉蜕改为 3g，加杜仲 9g，肉桂 3g，隔日 1 剂或 3 日 1 剂，水煎服。治疗第 3 个月后，左下肢冷、热感觉大部分恢复，痛感明显增强，左下肢肌力较前增进，迈步灵活有力，跌倒现象大为减少。改为每周针治 1～2 次，每 2～3 日服药 1 剂。治疗半年后走路完全正常，无跌倒现象出现。治疗 9 个月后，检查左侧胸 8 以下痛、温觉基本恢复正常，仅略差于对侧，苔、脉如常。停服汤药及针治，改服丸药以巩固疗效。处方如下：

生黄芪 24g，当归 120g，桑寄生 10g，怀牛膝 30，广陈皮20g，蒲公英 180g，蝉蜕 60g，甘草 30g，桑枝 120g，车前子60g，独活 60g，秦艽 60g。

上药共研细末，炼蜜为丸，每丸重 6g，每日服 2 次，每次服1 丸。共追踪观察 3 年，情况一直良好。

按：本例下肢麻木，肌力减弱，左脉沉细，系气血不足，寒湿阻络之证。故以生黄芪、当归补益气血，桑寄生、杜仲、牛膝补肾以增扶正之力，在此补虚的基础上加肉桂等温经，茯苓、泽泻、陈皮、秦艽祛湿。特别是加黄柏、蒲公英苦寒敛津，以防温燥伤津，加桑枝通络，蝉蜕疏风，车前子利尿，给湿邪以出路。这些均是叶氏配方的特色，加以梅花针的辅助，调气血和营卫，3 年余的难治之症，仅服汤药 62 剂，针治 50 次，麻木解除。为巩固疗效，原方倍量，炼蜜为丸，缓图善后，追踪 3 年未复。

十九、手足搐动

戴某，男，39 岁，病历号 42453。于 1962 年 3 月 27 日初诊。

主诉：入睡后右手足抽动两年余。患者于 1959 年开始有入睡后右足轻微抽动现象，但不经常发作。从 1961 年 10 月以后发作逐渐频繁，并伴有右手抽动。近 1 个月来每夜因此惊醒，醒后自觉心烦，因而影响睡眠。自觉右半身沉重，性情急躁，腰痛，精神差。检查：形体消瘦，面色㿠白，精神倦怠。心肺大致正常，腹软，肝脾、四肢关节正常，神经系统检查无异常发现。脉沉细，苔薄白。

辨证：血虚风动。

治法：滋补肝肾，养血息风。

针刺足三里、外关（右），留针 30 分钟；刺中脘、期门、神门（双），隔日 1 次。

107

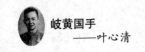

中药处方：生黄芪18g，干地龙6g，当归12g，桑寄生12g，伸筋草15g，川芎6g，白芍12g，菊花6g，桂枝6g，夜交藤30g，青蒿6g，甘草3g，酸枣仁12g（炒，打）。

患者经针药并治一个半月后，病情显著改善。后因外感，右半身抽动又增，睡眠亦差，又以前方进行针刺，药物则加上老鹳草、党参各9g，配以少量六味地黄丸，症状又继续减轻，体力大增，可恢复半日工作。治疗7个月后，抽动基本消失，睡眠正常，唯在工作紧张或用脑过度后，才有轻微抽动及肢体麻木、沉重。以补气养血、益肾通络之药，研末炼蜜为丸，长期内服，以图缓效。

处方：生黄芪240g，熟地黄180g，川芎30g，制附片60g，羌活、独活60g，茯苓120g，广陈皮45g，何首乌120g，杜仲60g，桑寄生90g，当归60g，黄柏60g，桂枝60g。

上药研细末，炼蜜为丸，每丸重6g，每日2次，每次1丸。

治疗11个月后，右半身抽搐完全停止，麻木、沉重感消失，腰酸疲乏全除，恢复全日工作，观察半年多，情况良好。

按：本例中由于患者肝血亏损，虚风内动而抽搐不止，劳累、用脑过度伤及气血会再度发作即是明证。故应以养血息风为主，重用当归补血汤配桂枝汤以调和营卫，用地龙、菊花平息亢阳虚风，加酸枣仁、夜交藤宁神，以助息风之力。更需提出的是，针刺对于治疗肝风亦起到了重要作用，叶氏的经验是，足三里或三阴交健脾调肝肾，留针30分钟，再点刺期门以疏肝，神门以宁神，大椎以开窍，通督以息风。因此本例针药配伍得当，直息肝风，诸恙痊愈。

叶氏认为无论是处方用药，或针灸选穴操作，都要辨证精准，论治方能奏效。辨证要"准"，治法要"活"，二者结合构成中医临证治病的全过程。如果医生不知脏腑经络的关系，针灸的效用就不能得到很好的发挥。

二十、功能性子宫出血

赵某，28 岁，病历号 21182。

因不规则阴道流血 4 年，于 1959 年 5 月 25 日来院就诊

患者 15 岁月经初潮，经期一向不规则，1～2 个月行经一次，每次 3～5 天而净，经量中等，但经后常有腰酸腹痛。23 岁结婚，婚后当年妊娠，两个月后流产。近 4 年来月经周期更加紊乱，大多 10 天左右方止，有时淋漓不断，一直持续至下次经期。精神紧张及劳累时血量增多，曾注射黄体酮 6 个月，治疗期间月经正常，停止注射后又恢复原状。4 年来经数位老中医治疗，共服中药 300 余剂，均无明显效果。平日白带较多，常感心悸头晕、腰酸、小腹胀痛，纳便通调，末次月经 5 月 20 日，尚未净。

检查：体胖而白，其余检查无阳性发现。苔薄黄，脉沉细数。

诊断：功能性子宫出血。

辨证：肝肾阴虚，冲任不固。

治法：滋阴清血，固摄冲任。

处方：生地黄 18g，白芍 12g，杜仲 12g，潞党参 18g，茯苓 12g，银柴胡 3g，黄柏 4.5g，夏枯草 12g，青皮 4.5g，甘草 3g。

针刺：双侧带脉、足三里、三阴交、肾俞及关元，每次针刺 1～2 穴，留针 30 分钟。

上方每日 1 剂，水煎分 2 次服，连服 13 剂，每周针刺 1～2 次。经事早净，小腹胀痛消失。6 月 25 日月经来潮，腰腹均痛，并有下坠感，脉沉细数，舌上无苔。治以养血调经，处方如下：

潞党参 15g，白芍 12g，阿胶珠 9g，天冬 12，益母草 18g，茯苓 12g，杜仲 12g，延胡索 9g，青皮 4.5g，甘草 3g。

上方每日 1 剂，水煎分 2 次服。4 剂后经止，此次量不多，

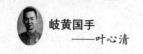

有少许血块，经后小腹仍感胀痛。再以滋阴清血、固摄冲任之剂续进。处方如下：

生地黄 18g，白芍 12g，杜仲 12g，潞党参 18g，茯苓 12g，银柴胡 3g，黄柏 4.5g，夏枯草 12g，青皮 4.5g，甘草 3g，天冬 12g，阿胶珠 9g，丹参 12g。

上方隔日 1 剂，水煎服，7 月 16 日月经提前来潮，量少色淡，淋漓不断，疲乏无力，腹痛绵绵。治重养血止血，处方如下：

潞党参 18g，白芍 12g，阿胶珠 12g，益母草 12g，茜草 3g，炒栀子 6g，地榆炭 6g，丹皮炭 10g，荆芥炭 4.5g，甘草 3g。

上方每日 1 剂，水煎分 2 次服，服 2 天后经血即止。此后平时服滋阴清血、调摄冲任方，每 2 天 1 剂，经期服养血止血、调经和营方，每日 1 剂。2 个月后月经基本正常，每月行经 1 次，经期略感腰腹胀痛，改服六味地黄丸，每日 2 次，每次 6g，至12 月经事过期未至，妊娠试验阳性。1960 年 8 月足月顺产一女孩，母婴健康。

按：本例经事淋漓，平时带多，经后腰酸，小腹胀痛，心悸头晕，苔薄黄，脉沉细数，系肝肾阴虚、冲任不固之象。叶氏采用平时滋阴清血，2 日 1 剂，经期养血调经，每日 1 剂。滋阴用生地黄、白芍、阿胶珠，清血用银柴胡、黄柏、夏枯草、茜草、炒栀子，养血用党参、茯苓，调经用益母草、丹参，调冲任用杜仲、天冬，止血用地榆炭、丹皮炭、荆芥炭，止痛用延胡索、青皮、甘草，并配针刺健脾肾，调冲任，最后服六味地黄丸善后收功。由于辨证确当，组方严谨，遣药独特，止 4 年之漏，并妊娠得婴。

二十一、输卵管粘连

黄某，28 岁，病历号 31028。

因小腹两侧疼痛 2 年余，于 1960 年 4 月来院诊治。

110

患者自 1958 年起出现小腹两侧疼痛，月经期尤甚，并伴有白带、痛经和经期间隔延长。婚后一直未孕。近两年来常有腹胀嗳气，胃脘隐痛，稍进油腻或冷食即泄泻不止。曾经某市数家医院检查，均诊为"慢性附件肿块"及"慢性肠炎"，使用多种中西药治疗，均无效果。于 1960 年 4 月从外地来京诊治，经多家医院检查后，均诊断为"右侧输卵管卵巢粘连并有肿块形成"，肿块 5cm×2.5cm×1.5cm，压痛明显，左侧输卵管壁也有增厚，但压痛较轻。未经治疗，即转来我院诊治。

检查：面色㿠白，脐周及右下腹有明显压痛。舌苔前部薄白，后部淡黄而腻，脉沉细而弦。

诊断：输卵管卵巢粘连。

辨证：肝气郁结，脾湿中阻。

治法：调肝理气，健脾利湿。

处方：竹柴胡 2.4g，川楝子 6g，广木香 3g，白术 6g，吴茱萸 4.5g，潞党参 9g，当归 6g，萆薢 6g，蒲公英 9g，黄芩 3g，车前子 4.5g（包），保和丸 3g。

针刺双侧足三里、三阴交及关元，轮换取 1 穴，留针 30 分钟，点刺右侧期门、双侧带脉。

上方每日 1 剂，水煎分 2 次服，每日午、晚饭后即吞服保和丸 3g，针刺隔日 1 次。针药并施 10 天后，右下腹疼痛减轻。20 天后疼痛大减，左侧已无明显疼痛，食量增加，但仍感脘腹胀满，便稀腰痛。经其他医院复查，右侧输卵管肿块已有缩小，左侧输卵管已正常。将前方广木香改量为 15g，再服 10 剂，腰部外贴虎骨追风膏，再配合梅花针轮换叩打腹部、双侧腹股沟部及腰骶部，用中等刺激强度。腹胀腰痛大减，胃纳明显好转，大便改善，精神转佳。再按原方治疗 1 个月后，停服汤药，改用丸药缓图。处方如下：

犀黄丸，每日上午服 3g。小金丹，每日下午服 3g。保和丸，

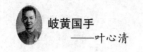

每日午、晚饭后吞服3g。针刺如前，隔日1次。

1个月后小腹疼痛基本消失，腹胀也不明显，经事已正常，大便转调，经外院复查，除子宫稍小外，附件均属正常，肿块亦消失，已恢复工作。追踪观察2年余，未见复发。

按：输卵管粘连以小腹疼痛、经期加重为特征，甚则可伴发输卵管肿块形成。本病属中医学"痛经""癥瘕"范畴。叶氏认为此证总因肝郁所致，常常伴有湿浊中阻，故其治重在调肝理气，健脾利湿。如肿块形成，则常需活血祛瘀，软坚消肿。经针药并施，镇痛效果倍增。

本例小腹疼痛，经期尤甚，系肝郁所致；苔黄腻，腹胀泄泻，冷食后加重，带下不育，为寒湿中阻。虚中夹实，寒热错杂。叶氏立法调肝健脾，用竹柴胡、川楝子、广木香调肝理气；用党参、白术、吴茱萸温中健脾；以萆薢、蒲公英、黄芩、车前子利湿，加当归和血柔肝。全方配伍全面，温而不燥，清而不凉，补而有消，切中病所。针刺以足三里、三阴交为主穴，调肝健脾，刺右期门、带脉穴，疏肝止痛，特别是用梅花针叩打腹部及腰骶部，更能提高疗效。另外，配犀黄丸、小金丹活血祛瘀，软坚消肿，保和丸开胃调中，利于化湿，加以梅花针调和气血，针足三里、三阴交，刺期门、带脉调肝健脾，止带化湿。既止痛经，又消癥瘕，收到奇效。

二十二、湿疹

孙某，26岁，病历号31412。

因面部红色丘疹月余，于1960年7月18日来院诊。

患者于6月中旬发现面部有1～2个小丘疹，以后逐渐增多，胸部及上肢亦相继出现，刺痒难忍，并感疼痛，抓破后有黄水渗出。曾内服及外敷中西药，均无效。口微干，喜冷饮，二便调。

检查：面部发红，红色丘疹满布，前胸及上肢有少量散在丘疹。苔薄白，舌尖红，脉弦数。

诊断：湿疹。

辨证：湿热内蕴，外感风邪。

治法：祛风渗湿，清热解毒。

处方：防风 4.5g，蝉蜕 3g，羌活 6g，茯苓皮 9g，枳壳 6g，车前子 9g（包），黄芩 6g，忍冬藤 24g，地肤子 4.5g，炒麦芽 12g。

五味去湿散 3g，冰片 0.9 g，和匀，局部擦抹。

地肤子、苍耳子各 15g，煎水熏洗面部。

针刺双侧曲池，留针 30 分钟，点刺大椎。

上方每日 1 剂，水煎分 2 次服，外用先熏洗再擦抹，针刺隔日 1 次。内服、外用、针刺 3 天后，痒略减，皮疹减退。继续服 4 天后，皮疹全消，刺痒亦除。

按：湿疹是多种皮肤的损伤，形态各异，有瘙痒、糜烂出水、结痂等表现，常反复发作。本病属中医学"湿毒""湿疮"范畴。一般认为其原因一为湿热内蕴，一为血虚风燥。其治宜清利湿热或养血祛风，常用龙胆泻肝汤或四物汤化裁。叶氏治湿疹，以清热祛风立法。湿毒之因均为湿热内蕴，复感风邪，以致内不得疏泄，外不能通达，郁于皮毛腠理之间而发为丘疹。其治宜既疏泄，又通达，大法系祛风渗湿，清热解毒，针药并用。

本例湿热内蕴，外感风邪，红色丘疹满布，奇痒难耐，疼痛渗水，口干喜凉，舌尖红，脉弦数。治疗处方以防风、蝉蜕、羌活祛风；茯苓皮、车前子、地肤子渗湿；黄芩、忍冬藤清热。特别是巧用枳壳行气，麦芽开胃，以助湿毒之利；配合祛湿止痒的熏洗和擦抹。曲池为手阳明大肠经穴，大肠经与肺经相表里，肺主皮毛。此穴位于肘部，乃经气运行之大关，能通上达下，通里达表，既可清在外之风热，又能泻在内之火邪，是表里双清之要

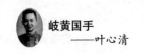

穴。此穴又为手阳明大肠经合穴，五行属土，合治内腑，故可清泻阳明，清利湿热。大椎为三阳之会，点刺放血可清泄阳热。针药合用，平衡阴阳，调整气血，助风邪之解，湿毒之去。由于辨证确切，组方合理，遣药独特，故疗效显著，难治之湿疹息除。

二十三、神经衰弱

案1：胡某，女，37岁，病历号27088。

因发作性头晕胸闷、不能言语3年余，于1959年3月4日来院诊治。

患者1955年8月某日晨起后突感恶心，头晕欲倒，胸闷气塞，四肢厥冷，手足发紧，唯神志尚清，但不能言语，约2小时后方好转。以后每因工作紧张、劳累过度、心绪不宁等而诱发。自1958年以来发作频繁，且与月经有关，每在月经周期前后发作，发作时先感全身发紧，烦躁不安，随即胸闷气塞，身躯强硬，不能动弹，言语謇涩，且伴头晕失眠，烦急易怒，经北京某医院检查，诊断为"神经官能症"，西医多方治疗无效。

检查：发育营养中等，神清合作，面色稍黄，血压128/85mmHg，其余心肺、腹部等检查均未见异常，苔边淡黄中间白腻，脉沉细弦。

诊断：神经官能症。

辨证：肝阴亏损，郁久化热。

治法：养阴清热，调肝解郁。

处方：生地黄18g，麦冬12g，玄参12g，银柴胡6g，黄柏6g，知母6g，浙贝母12g，夏枯草12g，丝瓜络6g，橘络6g，合欢皮6g。

针刺双侧三阴交、足三里、灵道，留针30分钟，点刺大椎、中脘、双侧神门、右侧期门。

上方每日 1 剂，水煎分 2 次服，针刺隔日 1 次。针药并施 12 天后，睡眠转佳，厥逆未作，正值月经来潮，色黑有块。月经期改以养血调经，佐以疏肝，处方如下：

生地黄 18g，麦冬 9g，银柴胡 6g，夏枯草 12g，当归 9g，白芍 9g，郁金片 4.5g，枳壳 3g，广陈皮 6g，益母草 12g，茯苓 12g。

上方每日 1 剂，水煎分 2 次服。共进 4 剂，月事已净，经后亦未发病，仅略有胸闷，脉象有力，苔薄淡黄。再以初诊方 2 日服 1 剂，并加保和丸，午饭、晚饭后各即服 3g，针刺如旧，隔日 1 次。针药并用，一直至下次月经来潮。第 2 次月经前仅感头晕，未作肝厥，经色也转红无块，舌尖红，略感疲劳。嗣后，经期服养血调经疏肝方，加潞党参 15g，白芍 12g，每日 1 剂，平时服初诊方，2 日 1 剂。针刺如前。共治疗 4 个月，肝厥一直未发，头晕解除，睡眠良好，心烦亦止，精神体力日增，苔脉复常，情况良好，恢复全日工作。

按： 神经衰弱是一种大脑功能性障碍的疾患，属中医学"失眠""郁证""心悸"范畴。主要因思虑过度，情志抑郁，惊恐伤肾，心脾两虚，或"胃不和则卧不安"。其治大凡有补益心脾、滋水涵木、利胆宁心及调和脾胃诸法。

叶氏善治神经衰弱，他认为神经衰弱可有多种临床表现，主要是头痛、眩晕、失眠和低热，甚至抽搐。治疗大法要抓住肝、肾、脾三脏，以调肝为主，养阴为先，健脾为辅。

《素问·至真要大论》云："诸风掉眩，皆属于肝。"本例眩晕胸闷，烦躁不安，失眠易怒，苔黄脉弦，可见肝郁已经化火，而肝郁之由，皆因肝阴亏损之故。此时止眩之法，应当养阴清肝，用增液汤、知柏地黄丸为主方化裁。方中生地黄、玄参、麦冬养阴，知母、黄柏、夏枯草清肝，特别用银柴胡配二络（丝瓜络、橘络）清肝经虚热，活肝经脉络，是为巧配。浙贝母非用其化痰

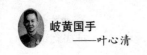
止咳之力，而因其清降散郁，可助君药的养阴清肝之功。合欢皮安神宁心而治失眠，又可活血解郁而助清肝。此两味均为叶氏的特殊用药，而且午饭、晚饭后即服保和丸。再配针刺三阴交、足三里，留针30分钟，养阴健运，点刺期门平肝阳，泻神门宁心神，刺大椎、中脘通调督任，和顺气机，其疗效可靠。针刺足三里、中脘、大椎、期门等健脾开胃法，是提高疗效的重要辅助。因为肝木与脾土的生理病理都有密切的内在联系。

　　至经期时则以养血调经疏肝立法，投四物化裁。养血用生地黄、白芍、当归，党参、茯苓、陈皮益气生血。仍用银柴胡、麦冬、夏枯草养阴清热，郁金、枳壳疏肝。益母草入肝、心两经，为妇科调经良药。因其病发作与行经有关，故平时服养阴清肝方，2日1剂，经期服养血调经方，1日1剂，加以针刺配合。由于辨证精确，配方切证，针药互助，使难治之疾迎刃而止。

案2：雷某，女，21岁，病历号53509。

3个月来头痛、失眠，于1963年1月29日来院诊治。

患者1959年曾有头痛失眠，经针灸治疗后症状消失。近3个月又剧烈头痛，且整日作痛不止，甚则恶心呕吐，头脑昏沉，心烦易怒，夜寐不安，一般只睡4～5小时，有时通宵不眠，腹胀、纳差，牙常作痛，口干溲黄，大便干燥，因此被迫停学。自1960年开始出现月经紊乱，曾一次停经8个月，一次停经6个月，需服中药及注射黄体酮方能行经，伴有痛经。

检查：两颧发红，余无异常。苔薄淡黄，脉沉细，肝脉弦。

诊断：神经官能症。

辨证：肝郁化火，虚火上逆。

治法：先泻肝，后养血。

处方：龙胆草6g，生栀子9g，生地黄18g，薄荷4.5g，枳壳6g，白芍12g，泽泻4.5g，生甘草3g。

针刺双侧三阴交，留针30分钟，起针后点刺中脘、右期门。

上方每日 1 剂，水煎分 2 次服。共进 3 剂，头痛即减，配合隔日针刺 1 次，再以疏肝理气、调经养血方续进，处方如下：

竹柴胡 3g，白芍 12g，延胡索 6g，川楝子 9g，阿胶珠 12g，熟地黄 12g，砂仁 3g，青皮 6g，蒲公英 12g，甘草 3g。

上方每日 1 剂，水煎分 2 次服。进 7 剂后，月经来潮，剧烈头痛未再出现。但四肢倦怠，手指发麻，苔薄白，肝脉略弦。再拟益气养血、调肝安神法，处方如下：

熟地黄 15g，潞党参 9g，山茱萸 6g，菊花 6g，炒枣仁 12g（打），夜交藤 30g，泽泻 4.5g，白芍 12g，蒲公英 12g，知母 6g，青皮 4.5g，甘草 3g。

上方水煎服，每日 1 剂或隔日 1 剂，每晚睡前服云南白药 0.5g。共服药 20 余剂，头痛大减，体力、睡眠均有好转。而且服药以来，月经均按期而至，腹痛大减，脉力增加。仍守原意，酌加健脾之品，配成丸药，以图缓效。处方如下：

生地黄、熟地黄各 45g，潞党参 60g，白芍 30g，吴茱萸 24g，山药 30g，菊花 24g，酸枣仁 18g，夜交藤 30g，砂仁 15g，炒麦芽 30g，蒲公英 30g，知母 30g，益母草 30g，甘草 15g。

上药共研细末，炼蜜为丸，每丸重 9g，每日 2 次，每次 1 丸。共服 2 个月，头痛一直未作，仅偶感头晕，月经正常，已复学，能复习功课。再以原意出入，调理善后，处方如下：

生地黄 90g，何首乌 60g，细辛 9g，肉桂 15g，泽泻 24g，酸枣仁 60g，知母 60g，青皮 24g，蒲公英 60g。

上方共研细末，炼蜜为丸，每丸重 6g，每日 2 次，每次 1 丸。共服 2 料，寒假回家时随访，自诉半年来学习紧张，但情况一直良好，头痛未发。

按：本例头痛系肝郁化火，虚火上逆所致，故兼见头晕牙痛，口干溲黄，便干心烦，夜寐不佳，闭经痛经，苔黄脉弦。但夹有血虚见症，如颧红、脉细。治疗上分阶段施法，先以清肝泻

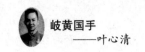
火为主，投龙胆泻肝汤化裁，以龙胆草、生栀子、蒲公英泻肝，泽泻渗湿，生地黄、熟地黄、白芍、阿胶珠柔肝养血，竹柴胡、枳壳、延胡索、川楝子解郁止痛，薄荷清肝引经，青皮、砂仁理气防止滋腻，并配针刺三阴交、中脘、期门疏肝扶土。针药并施近旬，头痛便大减，牙痛、口干消除，正值经行，肢倦指麻，苔转薄白，脉弦缓和，改以益气养血，调肝安神。方中党参益气，熟地黄、山萸黄、白芍养血，菊花、青皮、蒲公英调肝，酸枣仁、知母、夜交藤安神，并加云南白药调血止痛，药后头痛基本解除。为巩固疗效，改成丸药缓图善后。先泻肝使肝热得清，后养血使血虚得养，而头痛解除。此例解头痛组方中，竹柴胡、蒲公英、阿胶珠、细辛、肉桂及云南白药，均为叶氏的特殊用药。

案 3：席某，62 岁，捷克外宾。

因失眠 40 年，于 1960 年 12 月 6 日邀请叶心清会诊。

患者 20 余岁时因工作过度紧张，疲劳后开始入睡困难，且逐渐加重。近 20 年来每晚只能睡 2～3 小时，且性情急躁，难以自制。长期服用大量镇静安眠药物，并伴有发作性左面部电灼样疼痛，剧痛发作约半小时，经 1～2 日后疼痛方可完全消失。发作时面红耳赤，身感燥热。今年共发作 2 次，曾在捷克及苏联等国医治无效。此次特来我国要求中医治疗，住入北京某医院，于 12 月 6 日请叶氏会诊。

检查：全身各种检查均无异常发现。苔淡黄，脉弦数。

诊断：神经衰弱。

辨证：肝肾阴虚，虚火扰神。

治法：滋阴清热，养血安神。

处方：炒枣仁 24g（打），川芎 18g，茯苓 27g，知母 24g，夜交藤 30g，甘草 18g。

针刺双侧三阴交，右侧期门，双侧中脘、神门。三阴交用补法，留针 30 分钟。期门用泻法，中脘、神门平补平泻。

上方每日 1 剂，水煎分 2 次服，针刺隔日 1 次。针药并施，连续 4 次后，每夜可睡 8～9 小时，有时竟彻夜而眠，自述 40 年来从未出现过这样好的睡眠，以后每夜均能保持熟睡 7～8 小时。针药 10 天后，脉象复常，苔转薄白，心烦消失，精神愉快。为巩固疗效，原方配制成膏剂续服。处方如下：

酸枣仁 240g，川芎 180g，茯苓 270g，知母 24g，夜交藤 300g，甘草 180g。

上药浓煎 2 次，白蜜 250g 收膏，每晚睡前服膏药 15g，每日上下午服六味地黄丸各 6g。连服 2 个月，夜眠一直良好，其余症状也未再复发而回国。

按：本例失眠 40 年，系入睡困难，由工作紧张、过度疲劳造成，伴见烦躁身热，面部电灼样剧痛，面红目赤，苔黄脉数，一派肝肾阴虚、虚火上扰之证。治重滋阴清热，养血安神。叶氏以《金匮要略》酸枣仁汤原方加一味夜交藤，共 6 味药组方。仲景善用酸枣仁汤治疗虚烦不得眠。夜交藤系何首乌的蔓茎，甘平，入心、肝经，养血安神，专治虚烦不眠。叶氏治疗失眠时常重用 30g 配炒枣仁而获效。汤剂起效再以原方 10 倍量浓煎白蜜收膏，睡前服 15～30g，对于阴虚内热、虚火扰神之失眠，疗效确切，实为良方。

叶氏治疗失眠还强调配合针刺，常用三阴交，留针 30 分钟，调补肝肾，刺右期门平肝，刺中脘扶脾，刺神门宁心，心、肝、肾三脏经脉调和，心神得宁，安然入眠。

案 4：邓某，47 岁，病历号 1091。

因头晕头痛、失眠半年，于 1961 年 10 月 29 日来院诊治。

患者自 1961 年 4 月以来经常头晕头痛，以两侧太阳穴及风池穴为著，自觉痛处发热，上午较重，夜难入寐，需服安眠药后方可入睡 4～5 小时，且梦多不实，烦躁疲乏，记忆力大减，口干溲黄，不能坚持正常工作已 3 个月。

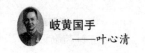

检查：全身各系统未发现异常。苔黄腻，脉弦滑。

诊断：神经衰弱。

辨证：水不涵木，肝阳上亢。

治疗：清肝泻火，宁神安眠。

处方：龙胆草4.5g，射干6g，黄芩9g，白芍12g，生地黄24g，枳壳6g，茯苓12g，泽泻4.5g，甘草6g。

针刺双侧足三里、三阴交、太阳，留针30分钟，点刺大椎、神门、中脘、右侧期门。

上方每日1剂，水煎分2次服，针刺隔日1次。服11剂，针刺4次后，头晕头痛均有减轻，痛处发热感消失，睡眠好转，不服安眠药亦可睡5～6小时，脉弦缓和，苔转薄白，肝火渐清，改以养血安神为治。处方如下：

炒枣仁24g（打），茯苓24g，知母18g，川芎18g，甘草15g，夜交藤30g。

上方水煎，每晚服1煎，共服8剂，并加知柏地黄丸，每日2次，每次1丸。至1962年2月中旬复诊，头痛已基本消失，头晕大减，不用安眠药，每晚可睡6小时左右。2月下旬起每日上午服知柏地黄丸1丸，下午服天王补心丹1丸。1个月后睡眠安稳，头晕头痛消失，精神好转，恢复正常工作，追踪观察2年，情况良好，疗效巩固。

按：本例失眠半年，系肝阴不足，肝阳上亢所致，故症见头晕、头痛、烦躁梦多、口干溲黄、苔黄、脉弦。先以龙胆泻肝汤方意清肝泻火。其中以白芍代当归，柔肝平肝，增强止头痛之力。加茯苓针对苔腻，增强利湿渗湿之力。枳壳代柴胡，增加破气散积之力，既止头痛又消苔腻。特别是加射干一味，虽入肺经，但非用其解毒消痰之力，而是《本草纲目》所言"射干能降火"，助龙胆草降肝火之力，是谓叶氏的特殊用药。

针刺足三里、三阴交、大椎调整阴阳，太阳止头痛，中脘扶土，期门疏肝，神门宁神，辅助汤剂，共奏清肝泻火、宁神安眠之功。当肝火渐清时，又及时转成养血安神法，投酸枣仁汤加夜交藤，最后以滋肾清降的知柏地黄丸、养血安神的天王补心丹收功，使头痛得除，夜寐安稳。可见叶氏辨证之"准"，论治之"活"，治疗神经衰弱确有独到功底。

案5：贡某，18岁，病历号47299。

因失眠、脱发1年，于1962年7月18日来院诊治。

患者1年来因学习紧张，功课繁重，出现夜难入寐，就寝后常需2～3小时方能入睡，且睡而不实，多梦易醒。逢考试期间即使服安眠药也整夜不能入睡，同时出现头顶脱发，体重减轻，腰酸神疲。纳谷尚可，二便自调。

检查：前额部发际以上3～4cm处头发全部脱落。苔薄黄，脉弦细。

诊断：神经衰弱。

辨证：心肾不交，心神不宁。

治法：壮水制火，交通心肾。

处方：六味地黄丸，每日1丸。

生姜汁擦搓脱发部位，每日3次。

针刺双侧三阴交，留针30分钟，刺右侧期门、中脘、双侧神门，隔日1次。

针药并施3天后，睡眠显著好转，入睡较快，每晚能睡7～8小时。20天后，前顶头发开始逐渐长出。一个疗程服丸药20丸，针刺5次。半年后随访，睡眠一直很好，头发生长良好，学习能够胜任。

按：本例因用脑过度，失眠、脱发1年，伴有体重减轻，腰酸神疲，苔薄黄，脉弦细，证因肾水不足，心火亢盛，水不能上济于火，火不能下降于肾，形成心肾不交，心神不宁而难寐梦多。因患者年轻，仅服六味地黄丸滋肾补水，如张景岳所云："壮

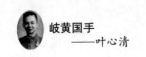

水之主以制阳光。"肾阴得充，心火得降，心肾交而安眠。再辅以针刺，三阴交滋肾，右期门疏肝，中脘健脾，神门宁心，配合药效而宁神安眠。

生姜宣肺散寒，温通经络。肺主皮毛，叶氏用鲜姜汁搓擦患部生发，是治疗脱发的特殊之法。

案6： 戴某，39岁，病历号42453。

因入睡后右侧手足抽动2年余，于1962年3月27日来院诊治。

患者自1959年开始发现入睡后右足轻微抽动，但不常出现。从1961年10月以后发作逐渐频繁，并伴有右手抽动。近月以来，每夜入睡后均因右半身抽动而惊醒，醒后自觉心烦，因而影响夜眠，自觉右半身沉重，性情急躁，腰酸困乏，精神较差。

检查：形体消瘦，面色㿠白，精神倦怠。其余检查均无异常发现。苔薄白，脉细弦。

诊断：神经衰弱。

治法：养血和营，息风止搐。

处方：生黄芪18g，当归12g，桂枝6g，白芍12g，桑寄生12g，菊花6g，伸筋草15g，干地龙6g，青蒿6g，炒枣仁12g（打），夜交藤30g，川芎6g，甘草3g。

针刺双侧足三里、右侧外关，留针30分钟，刺中脘、右侧期门、双侧神门。

上方每日1剂，水煎分2次服，针刺隔日1次。针药并施1个月后，病情显著好转，睡眠已安稳，入睡后右半身抽动明显减轻，有时已不抽搐，唯仍感疲乏腰酸。后因外感，右半身抽动又增，睡眠又差，时有心悸，脉沉细数。再以前方加老鹳草9g，潞党参9g，并配服六味地黄丸，每日1丸，针刺同前。1周后症状又见减轻，体力明显增强，并恢复半日工作。共治疗7个月，右侧肢体抽搐基本消失，睡眠正常，仅在工作紧张或用脑过度后，才有轻微抽动及肢体麻木沉重，改配丸药长服，以图缓效。处方如下：

生黄芪240g，当归60g，桂枝60g，何首乌120g，熟地黄180g，茯苓120g，川芎30g，广陈皮45g，杜仲60g，桑寄生90g，羌活、独活各60g，制附片60g，黄柏60g。

上药共研细末，炼蜜为丸，每丸重6g，每日2次，每次1丸。服药2料，右半身抽搐完全停止，麻木沉重、腰酸感也消失，精神好转，恢复全日工作。追访观察半年多，一直未抽搐，情况良好。

按：抽搐当属肝风内动。本例腰酸疲乏，精神不佳，心烦失眠，麻木沉重，苔薄白，脉细弦，为肝血亏损，虚风内动，治当养血和营为先。以当归补血汤养肝血，桂枝汤和营卫，再加地龙、菊花息风，川芎、酸枣仁、夜交藤宁神，桑寄生和六味地黄丸补肾，考虑到肝肾同源，滋肾阴利于养肝血。伸筋草、老鹳草针对腰酸麻木，《本草拾遗》中记有伸筋草"主人久患风痹，脚膝疼冷，皮肤不仁，气力衰弱"。《滇南本草》载老鹳草"通行十二经络，治筋骨疼痛，手足筋挛麻木"，叶氏用其治腰酸麻木，为特殊用药。肝血亏损必兼阴虚内热，本例表现为心烦失眠，故加青蒿一味，清其虚热，止其虚烦。

息肝风，针刺的配合不可忽视。叶氏用足三里、中脘健运，期门调肝，神门宁心，外关通调三焦。由于针药并施，切中病机，故风息搐止。为巩固疗效，改配丸药，原方加强补肾之力，既用熟地黄、杜仲、桑寄生，又加附片温通，防其温燥反佐黄柏苦寒。仅服2料丸剂，抽搐即根治。

第五章
叶案辑录

　　由于客观原因，从叶心清学习传承其衣钵者人数不多，有子侄，也有上级指派的医生，包括西医，但他们都得到了叶氏的真传，后来都成为中医界的精英。本章所收文章都是他们精心整理的叶氏医案，发表年代久远，最近的也有40年历史，为保持原貌，在此完整辑录下来，读者可从中窥见当时的诊疗和病案写作特点。

一、辨治虚肿、血虚生热、膀胱湿热及黄疸

陈克彦整理

作者介绍：陈克彦，女（1930—1986）。主任医师，曾任中国中医研究院针灸研究所针法灸法研究室主任，重视徐疾补泻手法的研究，并成功地将红外线成像技术等现代手段，运用于临床研究，临床擅用头皮针，并将补泻手法用于头皮针，对治疗脑血管病、高血压、癫痫、球麻痹、多发性神经炎、胃溃疡等疾病，有较好的疗效。1986年5月因患癌症病逝。

（一）虚肿

患者张先生，男，50岁，于1957年1月26日因全身浮肿20余天而入建筑公司职工医院。当时患者呈极度衰弱，全身皮肤苍白色，全身浮肿，以手足为著，胃纳欠佳，不能起床，言语无力。医院诊断：①贫血；②恶性肿瘤。血色素8%，红细胞55万（0.55×10¹²/L），白细胞2000（2×10⁹/L）。此时患者处于极度危险期中，其家属急请叶医师出诊。

一诊（1月29日）：脉浮大，无力，自汗出，胸腹头面及四肢浮肿，心悸，口渴，拟以强心脏，生津液，以防虚脱为治。

生地黄五钱，橘络二钱，银柴胡二钱，冬瓜皮五钱，山茱萸二钱，茯苓皮四钱，西洋参四钱（另煎兑服），麦冬四钱，上安桂五分（末冲服）。（一剂）

二诊（1月30日）：脉较平稳，汗已止，小便黄，拟以养血清理虚热，兼调气为治。[按此时精神好转，可少进饮食，血象略见上升，血色素20%，红细胞75万（0.75×10¹²/L），白细胞1350（1.35×10⁹/L），血小板19万（190×10⁹/L）]。

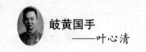

银柴胡二钱，白薇二钱，潞党参五钱，西洋参四钱（研末分四包，每日吞服一包），云苓四钱，炒麦芽四钱，冬瓜皮四钱，橘络三钱，川贝三钱，白芍五钱，山茱萸三钱，菊花四钱，炒鸡内金二钱。（四剂）

三诊（2月4日）：脉已好转，仍以调气生血之法再进。

银柴胡二钱，橘络三线，川贝母三钱，生地黄七钱，冬瓜皮四钱，怀山药六钱，山茱萸三钱，丹皮二钱，白薇二钱，泽泻一钱半，潞党参五钱，上安桂八分（末分冲服），茯苓皮四钱，车前子（布包）三钱，炒麦芽四钱，西洋参七钱（研末，分七包，每日吞服一包）。（七剂）

四诊（2月25日）：银柴胡二钱，潞党参四钱，大腹皮一钱，橘络三钱，菊花二钱，莲肉（去心）四钱，杭白芍四钱，川贝母二钱，炒麦芽三钱，炒薏苡仁六钱，山药六钱，夏枯草五钱。并嘱饮食中低盐，忌萝卜。（十八剂）

按：患者经第三诊后，已能下床活动，浮肿逐渐消失，无不适感，精神大振。血象上升，3月19日检查血色素80%，红细胞401万（$4.01×10^{12}$/L），白细胞5400（$5.4×10^9$/L），患者恢复正常乃出院。追踪观察，患者非常健康地从事日常工作。

（二）血虚生热

患者王某，女，于1952年10月发现头部轰轰作响，心跳剧烈，失眠，头晕，呕吐，走路难，而入重庆市立第一医院，诊断为再生不良性贫血。血色素12%，红细胞62万（$0.62×10^{12}$/L），白细胞3500（$3.5×10^9$/L），虽经8次输血（共1400cc），但出院时血色素仍为14%，红细胞82万（$0.82×10^{12}$/L）。病情无改变，又入西南医院，输血7次共2000cc，无效乃出院，于1953年6月请叶大夫诊治。

一诊（6月12日）：患者头部作响，彻夜不停，心跳，两腿发酸，不思饮食。周身发热，头昏，呕吐，走路困难，已经 9 个月，日渐加剧。肝旺，血虚生热，养血清热治之。

生地黄六钱，丹皮二钱，云苓四钱，银柴胡二线，薄荷一钱，浙贝四钱，盐柏一钱，嫩白薇一钱半，知母一钱，厚朴花二钱，夏枯草四钱。

二诊（6 月 23 日）：因腹疼水泄已七八次，诊断为外感风邪，分利水谷治之，拟以祛风之法。

白芍四钱，泽泻一钱半，沙参三钱，防风一钱，干姜一钱半，枯芩一钱半，云苓四钱，甘草八分，生姜二级。（一剂）

三诊（6 月 29 日）：服上药四剂，水泻已愈，再以养血清热治之。

生地黄六钱，丹皮二钱，天冬（去心）四钱，银柴胡二钱，玄参四钱，浙贝四钱，嫩白薇二钱，盐柏一钱，麦冬四钱，知母一钱，橘格三钱，蒲公英五钱。

按：患者经诊治 12 次，历两个月的时间，共服 61 剂中药，病情痊愈，两腿已不发酸，能整夜入眠，心脏不觉跳动，走路不费力，能抬动六七十斤重的东西，脸色已转正常，唇、手、足现红色，食欲亦增。

（三）膀胱湿热

患者刘先生，男，58 岁，因一周来全身不适，乏力，尿频，血尿，于 1958 年 2 月 8 日入隆福医院。当时肾功能极度衰竭。酚红试验：第 1 小时排尿 90mL，没有酚红排出，第 2 小时排尿 95mL，酚红仅占微量，少于 5%，尿呈红色，正常值为第 2 小时酚红排泄总量为 60% 以上并有蛋白。血中非蛋白氮增高，为 154mg%，正常值 1.5 ～ 3.5mg%。这说明有尿中毒的情况，医院诊断：①慢性肾炎；②肾功能衰竭；③氮血症。病情趋向恶化，2 月 8 日发出重病通知，患者家属请叶大夫诊治。

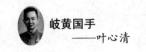

一诊（2月14日）：自觉口干，苔燥，脉细数，乃为膀胱湿热重，以化湿热为治。

车前子三钱（布包），生栀仁二钱，云茯苓五钱，丹皮二钱，生地黄六钱，泽泻一钱半，赤小豆一两，冬瓜皮四钱，黄柏一钱，山茱萸二钱。（三剂）

二诊（2月19日）：服药后尿色变黄，小便次数减少，睡眠时间延长，已无反胃，肾脏功能好转，酚红试验，第1小时排尿55mL，酚红排出10%，第二小时尿量18mL，排出酚红2.5%，血中非蛋白氮已减少到56.8mg%，接近正常数值。脉数，苔白中稍有血丝。

生地黄六钱，山茱萸三钱，车前子三钱，冬瓜皮四钱，赤小豆一两，薏苡仁八钱，天花粉七钱，茯苓皮五钱，黄柏（盐水炒）二钱，知母一钱半，泽泻一钱半，银花四钱。（四剂）

三诊（2月28日）：胃口大开，精神及睡眠好转，又以养血健脾胃为治。

山茱萸三钱，云苓四钱，生地黄五钱，车前子二钱，冬瓜皮四钱，丹参二钱，潞党参四钱，橘络三钱，川贝二钱，炒麦芽四钱，杜仲四钱，炒鸡内金二钱。（六剂）

按：患者服16剂中药，肾功能显著好转，尿中毒症状已解除，自觉症状全部消失乃出院。

（四）黄疸

患者李先生，男，49岁，发热，无力，全身皮肤黄，胃纳欠佳，于1957年7月10日入建筑公司职工医院。当时检查，发现巩膜发黄，腹部无明显移动性浊音，肝可触及一横指，肝区无压痛，黄疸指数60，胆红质8。住院第6天病情恶化，肝大，剑突下四指，压痛，黄疸色加重。住院第11天出现头晕，腹部、腰部出血点增加，肝脏继续增大，肝在剑突下五横指，黄疸指数增加到 100，胆红质 16。医院发出重病通知，乃请叶大夫诊治。

一诊（8 月 12 日）：脉弱，周身发黄，小便难，色深黄，腹胀大，不思食，苔黄腻，拟以调气利小便退黄为治。

银柴胡二钱，吴萸子二钱，山茱萸二钱，干姜片二钱，川黄连八分，潞党参五钱，茵陈八钱，茯苓皮五钱，冬瓜皮四钱，黄柏三钱，苍术四钱，生姜二钱。（四剂）

针期门、中脘、关元、大椎。

二诊（8 月 17 日）：病情显著减轻，肝功能检查较前进步，大便次数增加，每日 8 次。原方续服四剂。

针期门、上脘、关元、足三里。

三诊（8 月 28 日）：睡眠食欲均好，周身黄已退尽，腹胀全消，脉平，苔薄，精神焕发，拟以养血健脾为治。

山茱萸三钱，云苓四钱，生地黄五钱，车前子二钱，冬瓜皮四钱，丹参二钱，潞党参四钱，橘络三钱。川贝二钱，炒麦芽四钱，杜仲四钱，炒鸡内金二钱。（六剂）

针足三里、大椎、期门、关元。

病人自觉症状消失，在肾功能好转情况下出院。

《中医杂志》1959 年第 9 号

二、治愈慢性子宫附件肿块

徐承秋、张大荣整理

作者介绍：徐承秋，女，1929 年 8 月生，研究员。湖南长沙市人，1955 年毕业于湘雅医学院，后进修 3 年中医。她跟叶心清学习和工作了 10 余年。后任中国中医研究院广安门医院内科主任、国家中医药管理局冠心病急症协作组顾问、中国中西医结合学会心血管病委员会委员、北京中西医结合学会心血管病委员会副主任委员，享受国务院政府特殊津贴。

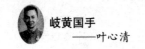

张大荣，女，1932年4月生，辽宁铁岭市人。主任医师，1949年考入辽宁医学院，1952年因抗美援朝需要提前毕业，分配在中国医科大学北安医院工作。1955年10月调入中国中医研究院工作。1956年2月起跟随叶心清学习。曾任中国中医研究院广安门医院党委副书记、第五届全国政协委员，享受国务院政府特殊津贴。长期从事中西医结合防治心血管病研究工作。

患者女性，28岁，已婚。从1958年5月起发现小腹两侧疼痛，尤以月经期间更为严重。此后随即伴有白带增多，痛经和经期间隔延长。婚后一直未孕，两年多来，常有腹胀、嗳气、胃脘疼痛，稍进油腻冷食之后即泄泻不止。曾经某市各大医院多次检查，均诊断为慢性附件肿块及慢性胃肠炎。使用过各种中西药治疗，均无疗效。于1960年4月间，从外地来北京治疗。经多家医院检查后，诊断：右侧输卵管卵巢粘连并有肿块形成，肿块大小，约为5cm×2.5cm×1.5cm，压痛明显；左侧输卵管之管壁也有增厚，但压痛较轻。未经任何治疗即转来我院就诊。

初诊时，患者面色㿠白，心肺正常，肝刚可触及，脐周及右下腹有明显之压痛，舌苔前半薄白后半淡黄而腻，脉沉细而弦。根据以上所见，证属血虚，由肝气不调、气血郁滞成块和湿困脾胃所致。治宜养血调肝、理气利湿为主，佐以健脾和胃之剂。处方：竹柴胡八分，当归二钱，金铃子（川楝子）二钱，萆薢二钱，潞党参三钱，车前子一钱半，吴萸子一钱半，广木香一钱，黄芩一钱，白术二钱，蒲公英三钱。水煎服，每日一剂，两次分服。另服加味保和丸，每日午、晚饭后各一钱。并隔日针治一次，轮换取足三里（双）、三阴交（双）、关元等穴，各留针半小时，用平补平泻手法。出针后再轻刺期门（右）、带脉（双）。治疗10日后，右下腹部之疼痛减轻，但不稳定。治疗20日后，右下腹之疼痛大减，左侧之疼痛亦不明显，食欲渐增，但仍感脘腹作胀，消化不良，便稀，腰痛不减。本市协和医院及妇产医院检查后认为：右侧输卵管之肿块略有缩小，左侧已属正常范围。此后继服保和丸（服法同前），腰部外贴虎骨追风膏，并将前方中之广木香改为五分，继服 10 剂。同时按前法针后加配梅花针治疗，用中等强度刺激，轮换叩打腹部、双侧腹股沟附近及腰骶部。症情获得了进一步好转，右下腹部仅留轻微疼痛，腰痛大减，腹胀减轻，大便由稀转稠，特别是食欲大增，精神转佳。治疗一个月后停服汤药，改用下方以行气活血、软坚消肿：①犀黄丸，一日一次，每次一钱。②小金丹，一日一次，每次一钱。③保和丸，服法同前。④针治疗仍同前法。

又历月余，小腹之疼痛即基本消失，坠胀已不明显，仅偶在右臀部有一压痛点，消化功能大好，大便已正常，经期中已无痛经现象。这是自病后两年来从没有过的现象。再经本市协和医院及妇产医院检查后认为：除子宫稍小外，其他附件均属正常，肿块亦消失。但在 7 月中，因精神上受了一些刺激，情绪有些波动，加之感冒，因而右下腹部又有些微痛。继服犀黄丸、保和丸，并加服云南白药（每瓶分 8 次服，1 日 1 次，于睡前以温开水送服）。半个月后疼痛完全消失。又经协和医院及妇产医院核查认为：双侧输卵管大小均属正常，无块质可见，压痛消失，消化及精神甚好。恢复工作。观察至今已两年余，未见复发。

体会：

1. 本病为妇科慢性疾患中较为常见的疾病之一，多好发于青壮年。治疗多采用抗生素、理疗、局部封闭，以及内服普鲁卡因或其他镇静剂等，但效果都不太显著。从本例的症情看来，是较为严重和顽固的，并且伴有慢性胃肠炎，停止工作已一年余，曾经中西医药物治疗，但均无治疗效果。此次采用中药、针刺、梅花针、外贴膏药等法治疗，经过 3 个月的施治而终于获得了痊愈。

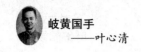

2. 中医一般将本病列入癥瘕之内。其发生的原因不外有经前产后外感风冷；内伤七情，肝气抑郁，加之外受劳伤；经期产后，脾胃虚弱而贪食生冷，与脏气相结。因此，我们认为治疗原则应以疏肝理气、活血软坚、止痛消肿为主。

3. 小金丹、犀黄丸具有行气活血、软坚散结和消肿止痛等作用；结合本病例的具体情况，我们又加用了虎骨追风膏外贴，以治疗腰脊疼痛；使用云南白药，是取其止痛化瘀和软坚消肿的作用。对本病均有一定的治疗效果。

4. 中医学认为，"七情"在预防疾病的发生中，以及在治疗中和病后调理中，都占有极其重要的地位。《儒门事亲》说："不戒嗜欲，不节喜怒，病已而复作。"本例病人在治疗过程中，曾因情绪激动而出现了暂时性的病情变化，表明在治疗疾病的过程中，必须保持精神上的恬静。

三、抢救伪膜性肠炎

徐承秋、张大荣整理

病历介绍：

患者男性，23 岁，钢铁厂工人。1960 年 3 月 2 日因工作不慎掉进钢水冷却池中烫伤，当时仅有双手及头部露于池面，烫伤面积为 81.5%，其中三度 61%，二度 14%，一度 6.5%，受伤后 6 小时急诊入某医院。当时患者有重度休克，经抗休克、纠正酸中毒及多种抗生素大量使用以控制感染，曾交叉应用青霉素、链霉素、四环素、合霉素、氯霉素等共 60 天，症情逐渐好转，并经 12 次植皮后创面大部封闭。但于 5 月 1 日突起腹泻，初为稀水样，大便培养无菌生长，继而便中出现脱落之肠黏膜及大量鲜血，便次增至一日数十次，每次多则有 300mL，少时也有几十毫升。随后出现重度休克，体温 38℃以上，脉搏微弱，血压测量不到，面色苍白，虽经大量输血及输血浆，补充水分及钾等电解质外，并应用新霉素、红霉素等亦无法控制病情发展，该院给服中药亦无效应。经邀请各大医院专家会诊，一致认为严重烫伤并发伪膜性肠炎，西医药方面已无法挽救。5月7日夜11时请我院叶心清老大夫紧急会诊。

检查见神识迷糊，躁扰不安，口中谵语，昏迷状态，面色苍白，肌肉消瘦，全身有脱水现象，唇干口燥，舌面焦而无津，苔边黄中黑厚燥裂，脉极微弱无力。其因系烫伤后皮塌肉烂，大量渗出液丧失，以致津液耗劫。又因烫伤严重，火毒之气炽盛，从表入里，火毒内攻，热移小肠，邪胜正衰，元气将脱，急宜固脱止血，清热解毒为要。

处方：西洋参六钱（另煎频服），生地黄八钱，荆芥炭二钱，地榆炭二钱，麦冬六钱，玄参六钱，炒栀子二钱，银花四钱，橘络二钱，茯苓四钱，甘草二钱。三七粉一日八分，隔三小时一次，每次二分。

当夜即以汤匙每隔1～2小时灌入药汁一次，并以西洋参汁频频滴入，停用新抗生素，仍配合输血及输液。8日便次减为12次，但仍有大量之肠黏膜及鲜血，且有呕血。因患者躁扰不安，药物难以下咽，症情仍在危急之中，加用人工冬眠使之安静服从治疗。8日再进原方一剂，9日大便减为5次，鲜血及脱落之肠黏膜大减，以后原方一日一剂，情况逐步好转，至13日已见成条大便，一日2～3次，便血及肠黏膜完全停止，体温下降至正常，或略高于正常，已知饥饿，神志清楚，面色转好，但渴思冷饮，口服大量西瓜汁及冰激凌，苔黄舌心有黄色疱点，舌质仍燥而乏津，脉已能触及，但细数无力，热毒虽有减退之势，但仍炽烈，再投生津解毒健脾之品。处方：生地黄一两，西洋参四钱（另煎兑服），银花五钱，白芍四钱，川贝二钱，炒栀子三钱，蒲公英四钱，地榆炭二钱，荆芥炭钱半，冬瓜皮、子各四钱，炒麦

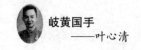

芽二钱，茯苓五钱。三七粉六分，分三次服，一次二分。

服此方 6 剂后，大便完全正常，一般情况大见好转，加强饮食调养后，再开始植皮。

讨论

1. 伪膜性肠炎，多数学者认为是由于广谱抗生素的应用杀灭肠道内平时存在的细菌，而耐药之金黄色溶血性葡萄球菌大量繁殖，放出毒素而引起的急性肠炎。也有些学者认为不完全是由金黄色葡萄球菌所致，而是在手术、休克或肠壁局部血管栓塞等情况下，导致肠黏膜缺血、缺氧而发生坏死的结果。其诊断要点主要是根据手术后，特别腹部手术后和应用广谱抗生素的历史，突然产生频繁大量的腹泻，典型的大便内含有伪膜，或很快伴有循环衰竭现象。大部分患者可以培养出葡萄球菌，但有些医院化验室不报告化脓性球菌为肠道致病菌，而且一般培养沙门菌的培养基对葡萄球菌有抑制作用，其阳性率并非百分之百，因此根据其病史及典型的症状，诊断即可成立。本病之死亡率极高，发病急骤而且很快导致肠道及全身的严重中毒性反应，因此早期诊断与早期治疗为本病的关键，有时虽经抢救亦难奏效，若警惕性不高，疏忽大意，更易促其死亡。西医药治疗措施，主张一方面矫正失水酸中毒，另用红霉素、新霉素或新生霉素等较为有效。

2. 根据文献报告，伪膜性肠炎多在胃肠道手术后发生。本例发生在烫伤后，可能因烫伤时应用大量抗生素控制感染所致，其症情相当严重，一日腹泻数十次，每日丧失液体在数千毫升以上，虽即时采取输液输血及应用新霉素、红霉素，4 天后仍不能挽救危势，且进入濒死状态，重度休克，血压下降，脉搏微弱，危在旦夕，而急请我院叶心清老大夫抢救。当时见大量失水及失血使阴液过度损伤，亡阴之危象均见，而且被高温沸水烫伤，火毒炽烈，内攻心包，而致昏迷谵语，躁扰不安，腹泻频作，因而重在滋阴生津。方中用生地黄一两，不但滋阴生津，且有清热凉血的作用，重用西洋参六钱，大生津液，固脱补元气，西洋参价虽昂贵，但用在千钧一发之际，确有立竿见影之效，患者药后立见显效，那是西洋参、生地黄起到了很大的作用。同时用银花、连翘、炒栀子、蒲公英以清热解毒，荆芥炭、地榆炭、三七粉以凉血止血，彼此协同作用，药后6天，便血及肠黏膜完全停止，大便成条，神志恢复清醒，休克状态解除。但内热仍炽，口干渴欲饮水以自救，因此继续生津液，养阴血，解热毒，再服6剂后，完全恢复正常。善后以饮食滋补，加强抵抗力，再做植皮手术而出院。

Pearce曾报告12例，症状发生5～7小时内开始治疗者全部治愈；晚于40小时开始治疗者全部死亡。北京同仁医院7例患者，24小时以内开始治疗者3例，均治愈；晚于24小时治疗者，全部死亡。Dixon等报告23例中有22例发生循环衰竭，其中仅2例生存。北医三院外科报告8例中，有一例伴有休克者也死亡。可见如有循环衰竭或治疗过晚，均难以挽救。而本例已出现休克及脱水现象，且虽经西医药采取积极措施，亦无法阻止其病情之发展，而中医药治疗于发病后之第七天，不但即时扭转其危势，且很快获得了痊愈，其疗效是十分满意的。

3. 从此例可看出中医药在抢救如此垂危的病人是卓有成效的，不但能制止腹泻，且对矫正失水、电解质平衡及毒血症等方面均起到了显著的作用。近年来我国对本病的报告有所增加，我们认为今后对本病的治疗可以在中医药方面多摸索出一些经验，在西医药协作下，共同提高对本病的治愈率。

《江苏中医》1964年第8期

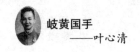

四、论治泄泻、胁痛

张大荣、徐承秋、叶成鹄、叶成亮

作者介绍：叶成鹄（1936—2021），主任医师，为叶心清次子，于 1955 年随父从四川重庆到北京中国中医研究院针灸所工作，1964 年毕业于北京中医学院，分配到中国中医研究院广安门医院针灸科工作。曾任中国中医研究院广安门医院针灸科主任、中国针灸学会针法灸法研究会副理事长、北京市针灸学会理事兼刺灸委员会主任委员、联合国卫生组织北京培训中心教授，澳大利亚布里斯班针灸学院理事兼针灸系主任、美国纽约国际针灸学院教授。叶成鹄继承了父亲叶心清的提插补泻手法，临床精于辨证论治，针药并用，取穴少而精，注重手法，有时亦使用金制针具。

叶成亮（1935—2016），主任医师，为叶心清长子，1955 年考入北京医科大学医疗系深造，后于 1962 年在北京中医学院西医离职学习中医班结业，分配在中国中医研究院广安门医院针灸科随父应诊，曾任中国中医研究院西苑医院针灸科主任、中国针灸学会常务理事、《中国针灸》编委、中国中医研究院专家委员会委员，美国纽约国际针灸学院教授。他酷爱针灸，随父临证，精通中西医理论，擅长中医针灸、神经内科等科，尤以针药并用为其特长。

（一）泄泻

许某，男，19 岁。半年前发热腹泻，服药后热退，但腹泻不止，每日 3～4 次，口渴多饮，腹胀腹痛，时有脐周作痛，无红白黏液，曾用各类抗生素及中药均未效，多次大便培养均为阴性。脉沉滑，苔薄淡黄。西医诊断为"慢性肠炎"。

中医辨证：脾胃虚弱，肠中湿热。

治法：清利湿热，佐以健脾养胃。

处方：苍术 12g，潞党参 15g，川连 3g，黄芩 6g，蒲公英 18g，干姜片 12g。日 1 剂。

隔日针治一次，平补平泻足三里（双侧）留针 30 分钟，点刺中脘，灸神阙。

治疗半个月后腹部仅偶有轻微胀痛，但又突发肠鸣水泻，每日 3～4 次，伴不消化食物残渣，色淡黄，口渴多饮，苔淡黄，舌尖红，脉滑。再以原方出入，佐以补肾、消食之品。

处方：苍术 12g，潞党参 15g，川连 3g，黄芩 6g，蒲公英 18g，干姜片 12g，杜仲 12g，菟丝子 6g，当归 12g，山楂 6g，茯苓 12g，鸦胆子 30 粒（吞服）。

服上药 4 剂，大便呈糊状，日 2 次，无食物残渣，肠鸣腹胀均减轻，治以健脾、补肾、涩肠。服香砂六君子丸。

处方：潞党参 15g，白术 12g，茯苓 15g，杜仲 1.2g，广陈皮 6g，法半夏 12g，炙粟壳 4g，甘草 3g。

服药 4 剂，大便已正常，腹痛止，腹胀消。续 1 日 2 次，每次 6g（总量 120g）以理善后，共治疗 5 周，一切恢复正常。

按：患者初期表热虽解，但肠中湿热未清，蕴结大肠，脾胃愈弱，而久泻不止。故以清利湿热为主，佐以健脾之法。治疗期间虽出现水泻肠鸣，食谷不化，仍遵原法加入清肠胃积滞之要药鸦胆子以助燥湿清热之力，并佐以补脾肾之品，使肠中留连未尽的湿热得以清化。

（二）胁痛

梁某，男，55 岁。

5 年来常有发作性右上腹痛，向右肩部放散。发作时伴发热、

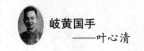
黄疸及呕吐。今年以来发作频繁，在某医院胆囊造影确诊为"慢性胆囊炎急性发作""胆石症"。住院治疗4个月，用西药不能控制发作。平时常有腹胀、食欲不振、大便稀溏。脉沉细，苔白腻，根部淡黄。

中医辨证：脾胃虚寒，寒湿内积肝胆。

治法：温脾胃，调肝胆，散寒湿。

处方：制附片9g（先煎半小时），川连1.8g，当归4.5g，潞党参6g，干姜片4.5g，肉桂3g，细辛1.2g，黄柏4.5g，川花椒3g，大乌梅2枚。

每日中晚饭后各服保和丸3g，上方每日1剂，服10天，10天后改为2日1剂，连续服用6个月，腹痛一直未作。

按：本病例初表现为肝胆湿热病证，但近于寒湿内积，偏于虚寒之象。故投以寒热并用、邪正兼顾之乌梅汤。药后痛止胀消，食纳转佳，说明药证相符。继则遵法，隔日1剂，连用6个月，胁痛未再发作。

《四川中医》1984年第5期

叶心清年谱

1908 年 1 月 16 日出生于四川省大邑县韩场镇。

1921 年拜魏庭兰为师，历时 12 年。

1933 年返回四川，在重庆与唐阳春、张乐天、龚志贤等于凯旋路开设"国粹医馆"。

1936 年在四川成都包家巷 54 号开设诊所。

1939 年抗日将领、国民党二十九军军长宋哲元中风偏瘫在四川灌县（现都江堰市）休养，应邀专程前往治疗。

1942 年国民党高级将领胡宗南因严重神经衰弱，专程邀请前往陕西西安市为其治疗。此行同时还为国民党将领蒋鼎文、宋希濂、吴允周等治疗。

1950 年到重庆市新生市场 26 号开设诊所。

1954 年当选为重庆市第一届人民代表大会代表，并任重庆市中医学会委员、中西医学术交流委员会委员。

1955 年 12 月中国中医研究院在北京成立，被卫生部聘请来院任职，在中国中医研究院广安门医院高干外宾治疗室工作，除日常治疗任务外，还担当中央负责同志的保健工作。

1957 年奉派与秦伯未一同前往莫斯科，为苏联主管原子能生产的部长会议副主席治疗急性白血病，开创我国派遣中医专家赴国外治病之先河。

1957 年 6 月，全国人大常委会副委员长沈钧儒先生书写毛主席《长征诗》相赠。

1958 年奉派与邝安堃、陶寿淇前往也门首都萨那，为前也门国王艾哈迈德治疗严重的全身风湿症，取得成功，被国王誉为

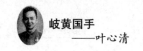